최면으로 창조하는 삶

김병석 · 임경자 공저

하나醫學社

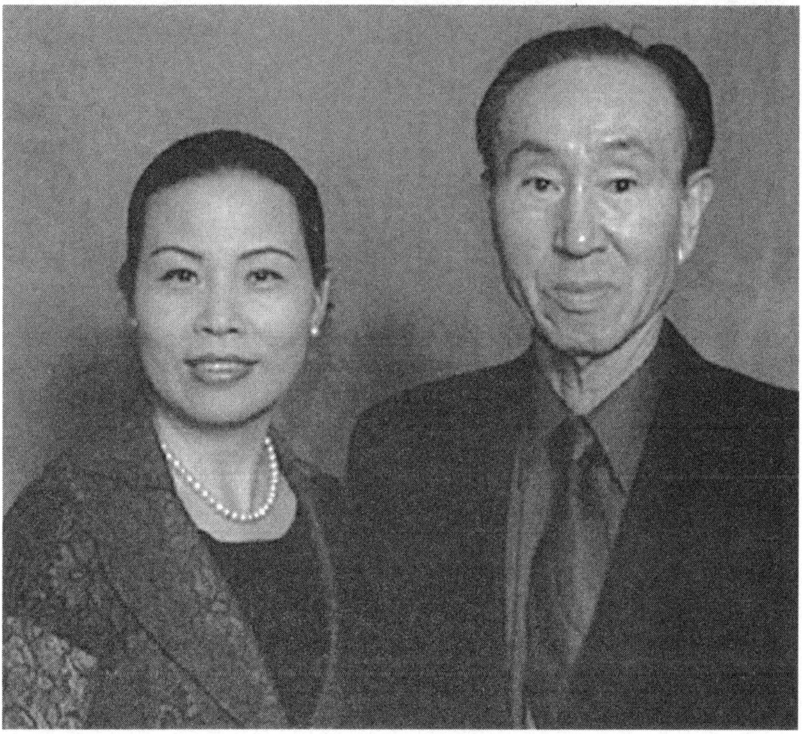

김병석

- 정신과 전문의 정신분석학자
- 서울의대 졸업, 카렌호나이 정신분석학교 졸업
- 뉴욕주립대 임상교수, 카렌호나이 정신분석강사

임경자

- 상담 심리학, 공인 라이프 코우치
- 공인 최면치료, 공인 NLP
- 등단 시인, 수필가

contents

contents

contents

contents

contents

contents

머리말

40 여년 동안 정신과 의사로서 정신 치료와 분석 치료를 해오면서 이 세상 모든 사람들의 문제 발생이나 성격의 형성에는 부모로부터 받은 원인과 영향이 가장 크게 작용했다는 것을 알게 되었다.

특히 아이의 문제는 부모로부터 온 것이 대부분이며, 똑 같은 문제는 다음 세대로 되물려지는 것을 확실하게 목격해왔다. 엄마에게서 물들어 만들어진 또하나의 엄마를 만나는 경험도 여러번 있었다.

어떻게 아이들을 양육하면 물질만능의 병패에 물들지 않고 행복하게 자라서 긍정적인 인격과 건전한 사회인으로 성숙하도록 도와줄 수 있을까에 대하여 오랜 동안 고심하여 왔다.

첫째 사회환경에 노출되어 매일 매순간에 세뇌당하고 있는 우리 자녀들을 바르게 인도하고 교육한다는 것은 태산을 움직이는 것만큼 큰 일이다. 가장 중요한 것은 어머님들 자신이 이런 것들을 직시하여야 한다는 것이다.

두번째는 어머님들이 최면을 이해하고 배워 아이들을 공부도 잘하고 훌륭한 인격자가 되도록 건전한 방향으로 유도하는 것이다.

두 최면 전문가가 이러한 현실에 착안하여 자녀 양육을 도와주는 입문서가 되도록 이 책을 썼다. 아이들의 새롭고 건전한 사고와 행동방향과 삶의 에너지를 추구한다면, 자녀를 양육하는 부모들이 최면을 이해하고 배우자, 자녀들의 나쁜버릇을 건전한 습관으로 바꾸고 정신적 긴장을 풀어 주고, 즐겁게 공부에 집중할 수 있게 해주고, 긍정적 자기 향상으로 행복한 아이로 성장하도록 도와주자.

이 책을 통하여 모두가 자기 최면을 응용한다면 양육의 효과 이전에 부모 자신의 삶의 질이 바뀌고 우리의 꿈과 행복은 점점 커질 것으로 믿는다.

끝으로 이강옥 교수님과 이책을 출판해주신 하나출판사 오무근 사장님께 감사를 드린다.

2011년 여름 뉴욕에서

저자 김병석 · 임경자

제1편

최면에 대하여

김 병 석

I. 최면의 개요

1. 우리는 이미 최면을 주고 받으며 살아가고 있다

많은 사람들은 최면 무대 위에서 요술을 부리는 광대들이 하는 흥행 쇼를 연상한다. 무대 최면은 최면의 극히 일부분만을 보여줄 뿐이다. 모든 최면이 무대 위의 쇼처럼 활용되는 것은 아니며 희귀하고 낯선 것만도 아니다.

최면이 태초부터 우리 생활 속에 존재해왔다는 사실을 이 책 읽는 동안에 독자들은 확인하게 되리라 믿는다. 지나간 자기 자신의 인생, 가깝게는 며칠 전 생활을 돌이켜 보면 발견할 수 있는 아주 흔한 현상이다.

사람들은 매일 자기 자신도 모르게 남이 건 최면에 빠지며 또 자기도 남에게 최면을 걸며 살아가고 있다. 신선한 발견은 각자가 스스로 자기 최면에 만성되어 일상생활을 반복하여 나가고 있고 그리하여 개인의 습관, 선입견, 편견 등을 만들고 있다. 종교, 문화, 정치, 예술, 민속 등이 집단적으로 최면된 결과라고 보는 견해도 있다. 이에 반해 무대 최면 같은 것은 유도된 최면이라고 한다.

2. 우리는 자연 최면 속에서 살아가고 있다

유도되는 최면에는 최면을 거는 사람(최면자)과 최면을 받는 사람(피최면자)이 있고 의식적으로 일정한 절차를 밟아서 피최면자가 최면상태에 들어가도록 한다. 그런데 이런 절차를 밟지 않고 자기도 모르게 일상생활을 하는 중에 자연적으로 최면상태에 빠지는 현상이 있으며 이것을 자연최면이라고 부른다. 독자들도 주변의 자극과 변화에 따라서 스스로 최면상태에 이르는 것을 경험해 보았을 것이다. 그 예들을 들어보겠다.

- 밤새 편안한 휴식을 하고 아침에 맑은 정신으로 출근을 한다. 운전 중 차안의 라디오 뉴스를 열심히 듣다가 고속도로 출구를 놓친 경험 (청각적 자극)
- 부엌에서 요리를 하다가 오랜만에 친구로부터 걸려온 전화를 받고 이야기를 하느라 냄비의 찌개가 타는 것을 지켜보고 있으면서도 자각 못한 경험 (청각, 감정의 유도)
- 단풍이 고운 가을 풍경을 오래 바라보고 즐기며 행복해한다. 그러다 잠깐 눈을 돌려 하늘을 보니 하늘이 온통 노란 은행잎들로 깔려있는 듯한 착각 (시각적 최면)
- 발레 교사로부터 〈너는 하체가 약해서 발레는 힘들겠어〉 라는 말을 듣고 그 한마디에 멍해져 무용을 아예 그만 둔 사람 (청각적, 감정 자극)
- 백일몽(DayDream) 에 빠져있다가 깜짝 놀라서 정신을 차린 경험 (시각, 청각, 신체 감각의 유도)
- 자기하는 일과 노는 데 열중하여 옆에서 무슨 일이 일어나고 있는지 까맣게 몰랐던 일 (시각, 청각, 신체 감각의 유도)
- 연극이나 영화, 강연에 정신이 쏙 빠져서 있다가 다시 현실로 돌아온 일

(시각, 청각, 신체 감각의 유도)

– 사랑하는 남녀가 서로 껴안고 애무하는 것에 열중한 나머지, 주위 사람들이 보고 있는 것을 인식하지 못하는 황홀경 (신체 감각의 유도)

– 명상이나 참선으로 삼매경에 들어가는 경우 (신체 감각의 유도)

– 열심히 뛰어가다 삼매경에 빠지게 되는 경험. 움직이는 명상이라고 함 (신체 감각의 유도)

– 성지 순례 중 간절한 기도와 염원으로 만성병이 기적적으로 낫거나 불구된 몸이 건강하게 회복된 일 (신체 감각의 유도)

위와 같은 예를 보면 살아있는 사람들 중에서 "나는 최면 된 적이 없다"고 말할 수 있는 사람은 단 한 사람도 없다고 단언할 수 있다. 이렇게 흔하게 일어나고 우리 가까이 있어 왔던 일들을 나열하다 보면 한이 없을 것이다. 이런 현상을 자연최면 이라고 하며 일상생활 중 자기 자신도 의식하지 못한 가운데 사서로 최면 걸고 최면 되면서 최면과 함께 살고 있다.

3. 우리는 최면에 대해 오해하고 있다

사전에서 최면이란 단어를 찾아보면, 잠이 들게 함 (Inducing sleep) 혹은 아무 생각이 없게 된 상태 (hypnosis)라고 나와 있다. 그러나 일반인에게는 최면의 진정한 뜻이 잘못 왜곡되어 이해되고 있다. 일반 독자들이 최면을 바르게 이해하도록 돕기 위해서 먼저 최면에 대한 오해를 바로 잡겠다.

가. 〈최면은 잠든 상태다〉 라는 오해

많은 사람들이 최면은 우리가 잠자고 있는 상태와 같은 것으로 오해를 하고 있다. 하긴 나 자신도 1967년에 최면을 공부하기 전까지는 그렇게 알고 있었다. 원래 hypnosis라는 원어의 hypno는 잠을 들게 한다는 뜻을 가지고 있다. 그리고 실제 최면에 들어가 있는 사람을 보아도 눈을 감고 마치 잠든 것처럼 보이기 때문에 이런 오해가 생길 수 있다. 그러나 사실은 그와 정반대의 상태이다. 최면상태는 어느 때보다 맑은 정신으로 집중되어 있다.

나. 〈최면은 위험하다〉 는 오해

최면이 학문적으로 인정된 후 현재에 이르기까지 최면 유도를 하여왔지만, 최면을 거는 그 자체가 위험하다는 증거는 전혀 없다. 이 사실 여부를 밝히기 위해 미국 어느 대학에서 실험을 했다. 두 그룹 학생들을 선택한 후에 A그룹 학생들에게는 최면을 걸고 B그룹 학생들은 조용한 방에서 A그룹의 학생들이 최면으로 보낸 시간과 같은 동안을 쉬게 하였다. 그런 뒤 최면을 받은 A그룹 학생들한테서 무슨 문제가 생기지 않았을까 살펴보았지만 아무런 문제도 없었을 뿐만 아니라 모두 만족스런 휴식을 느꼈다 하였다. 그들은 좋은 것을 경험했다고 진술했으며 다시 최면상태에 들어가기를 원한다고 했다. 신체와 마음의 이완 그리고 휴식을 느꼈으며 집중된 맑은 의식을 경험했다고 했다.

다. 〈병이 있거나 건강치 못한 사람만 최면에 걸린다〉 는 오해.

오히려 반대이다. 정신분열증이나 치매같은 병을 가진 사람은 최면에 들어가지 못한다. 정상적인 집중력과 건전한 사고, 긍정적인 태도를 가진 사람이 쉽게 최면에 잘 들어갈 수 있다. 신체적으로 튼튼하고 건강한 사람이 운동 동작과 성취도가 높은 것과 비유할 수 있겠다.

최면을 이용함으로써 개인의 정신 집중과 정화를 가져올 수 있으며 건전하고 긍정적인 사고와 정서를 가능하게 한다. 최면 시행 이후 자신이 기대하는 좋은 효과와 최면을 응용할 수 있는 능력도 기대할 수 있다.

라. 〈최면은 다른 사람이 걸어줘야만 들어간다〉 는 오해

앞서 설명한 것과 같이 최면을 걸어주는 사람이 없는 자연 최면상태에서 본인자신도 모르게 최면 상태에 들어가는 경우가 많고, 자기 자신이 의도적으로 자신을 위하여 최면상태로 스스로 유도하는 자기 최면도 가능하다.

즉 최면은 반드시 다른 사람이 걸어 주어야 하는 것은 아니다.

4. 최면의 정의

저자는 1967년 미국 뉴욕에서 현대 최면의 대가 중 한 사람인 컬럼비아 의과대학 허버트 스피겔 박사(Herbert Spiegel) 로부터 최면을 공부했고 현재까지 시료해왔다. 1985년에는 나의 모국인 한국의 정신과 의사들을 위한 의학최면 워크샵을 열어 최면을 가르쳤고, 후배들에게 최면 치료를 소개하였으며 1986년 한국에서 대한 최면치료 학회를 창립하였다.

최면을 지도해오던 중 수없이 최면의 정의에 대한 질문을 받았다.

최면이란 말속에는 두 가지 요소가 포함되는데 최면유도와 최면 유도의 결과로 오는 최면상태이다. 이 최면상태를 트랜스(trance) 라고 부른다.

가. 최면상태 (트랜스) 란 특수한 의식상태이다.

평상시 의식상태에서는 한 가지에 신경을 쓰면서 동시에 그 주변에 있는 것도 대강 알게 된다. 그러나 최면에 들어간 상태 즉 트랜스 상태에서는 주변에 있는 것에 신경을 쓰는 변두리 의식은 감퇴된다. 어느 한 대상에 집중하는 초점의식이 증가되어 정신집중이 최대한으로 이루어지

는 것이다.

예를 들어 우리가 건너편 풍경을 바라볼 때 오렌지 나리꽃을 선택했다고 하자. 그러면 오렌지 나리꽃에만 정신집중을 하게 되고 그 옆에 있는 다른 나무들과 꽃들은 보이기는 해도 무엇인지 인식을 못하게 된다. 즉 초점의식과 주변 의식이 다르게 기능하는 것이다. 이 때 길가에 여러 소리가 들린다고 가정하자. 높은 나무에서 들리는 새 소리에 빠져 집중해서 듣고 있는다면 지나가는 자전거 소리를 들을 수 없다. 무슨 소리가 들리는 것을 느끼기는 하나 그것이 자전거 소리라는 것을 인식하지 못한다. 이 경우 듣고자 하는 새소리에 대해서는 초점 의식이 작용하고 소음으로 지나치게 되는 자전거 소리에 대해서는 주변의식이 작용했다.

독자의 이해를 돕기 위해서 다른 예를 들어보겠다.

실제적으로 최면을 행할 때에 실감하게 되는 예도 있다. 조용한 실내에서 스트레스 이완을 위한 최면을 하고 있는 중에 갑자기 옆집에서 피아노 소리가 들리기 시작했다. 이때 최면자(최면을 유도하는 사람)는 피최면자(최면을 받는 사람)에게 피아노 소리에 신경 쓰지말고 자기 말소리에 집중하라고 지시한다. 이렇게 함으로써 최면 시료를 성공적으로 마칠 수 있는 것이다. 최면이 끝난 후에 피최면자에게 상태를 물었을 때 피아노 소리에 전혀 방해받지 않고 최면상태에 머물러 있을 수 있었다고 했다.

이처럼 최면은 자신의 의식을 선택하기도 하고 자유로이 조절하여 소중하게 이용함으로써 정신적인 힘과 능력을 개척하는데 도움을 줄 수 있는 것이다.

최면상태는 일반적으로 오해되어왔던 것처럼 잠든 상태가 절대 아니고 무엇이라 다른 이름을 부칠 수 없는 완전 중립적이고 유동성있고 정신집중이 고도로 이뤄진 상태로 트랜스(trance 황홀지경) 라고도 한다.

이런 최면 상태를 어떤 사람이 어떤 방법을 통해서 어떻게 사용하며 무슨 목적을 위해서 쓰느냐에 따라 최면의 성격과 종류가 결정되고 최면의 이름을 붙일 수 있게 된다.

크게 무대최면, 의학최면, 자기 향상 최면 등으로 나눌 수 있 으며 최면은 마치 백지와 같은 상태여서 여기에 누가 무엇을 가지고 어떤 목적으로 무엇을 쓰느냐에 따라 그림이 될 수도 있고 붓글씨도 될 수 있고 편지도 될 수 있는 것이다.

뇌파검사를 해보면 잠든 상태와 최면상태는 분명하게 구별된다. 깨어있는 상태에서 나오는 알파 뇌파가 최면상태에서는 훨씬 활발하게 보인다. 세계적 최면의 대가인 밀튼 에릭슨(Milton Erickson)이 말하기를 최면상태에 들어간 사람들은 가르침을 받아들일 자세와 효과가 어느 때보다도 잘 되어 있다고 했다.

그가 가르쳐준 진실에 힘을 얻어 이번 저서 〈엄마의 최면〉을 독자들에게 소개하게 되었다. 오랜 세월동안 최면 치료를 해 온 필자 역시 이 사실을 확실하게 강조 해두고자 한다.

나. 최면 유도

최면자가 절차를 밟아서 피최면자로 하여금 최면상태로 들어가도록 하는 과정을 최면유도라고 한다. 이때 두 사람이 합의하여서 의식적으로 최면을 행할 수도 있지만, 최면 받는 사람 모르게 최면을 걸 수도 있다.

이 책에서 소개하는 〈엄마의 최면〉은 이 후자에 속한다. 많은 엄마들이 의식하지 못하고 이미 행해오던 것을 이 시점부터 의식을 하고 최면을 걸게 한다. 최면을 자녀들을 위해 건전하게 사용할 수 있도록 도와주려는 것이 이 책이 의도하는 것이다.

모든 엄마들은 자신의 엄마에 의해서 본인들이 의식하지 못한 채 최면되어온 양육과정을 거쳐왔다. 또 본인들도 거의 무의식적으로 자신에게 최면된 습관과 사상을 자신의 아이들에게 주입해오고 있었다는 것을 이 책을 통해 발견 하게 될 것이며, 그것이 명백한 최면이란 것도 인정하게 될 것이다.

엄마 자신들이 먼저 자신에게 최면되어 있는 것들을 알아내어, 보다 나은 변화를 창조한 다음에라야 본인이 살아온 것이나 행동해온 것보다 향상된 상태로 아이들을 이끌 수 있을 것이다.

이 〈엄마의 최면〉은 아이들을 자신들이 바라는 자녀로 양육하여 이끌려고 많은 노력을 해오면서도 정작 어떻게 아이들을 유도하는 것이 명쾌한 힘을 발휘할 수 있을지에 고심하여왔던 부모들에게 선물하는 명쾌한 대안이다.

최면을 통하여 자신들의 의식과 잠재 의식 및 무의식을 경험하고, 현재 자신이 하고 있는 행동에 대한 자각을 할 수 있다. 이를 통하여 이제까지와는 다른, 새로운 긍정적 양육법을 실행할 수 있을 것이다.

엄마가 자기의 아이와 주고받을 언어와 표현에서 내 아이가 가장 예민하고 효과적으로 받아들일 수 있는 것은 무엇일까? 잠깐 느껴보자.

▶ 시각 · 청각 · 신체감각 · 후각 · 미각

아이가 좋아하고 잘 먹는 음식을 주어야만 아이가 소화를 잘 하고 기분도 좋아진다. 자신의 기호와 정서에 잘 맞는 부모에 대해 신뢰감을 가지고 정을 듬뿍 느껴 더욱 가깝게 지낼 수 있는 것과 같다. 아이에게 부모들은 날마다 의식주만 제공하는 것이 아니라 시청각과 같은 오감을 통해서 정신과 지혜와 정서를 최면하며 살아가고 있는 것이다.

▶ 개인의 특성에 따라 시각적 언어에 예민하게 반응하는 사람과 청각적 표현에 자연스럽게 느끼는 사람과 신체감각적 접근에 높은 감성도를 다르게 보여준다.

최면을 할 때 개인의 최면 감성도에 따라 청각적, 시각적, 신체 감각적 유도를 선택할 수 있는데 그것은 사람마다 반응이 다르고 그에 따른 효과가 다르기 때문이다.

▶ 날씨에 대한 이야기를 나눌 때에도 언어 선택과 내용과 표현이 다르다.

A : 화창한 날씨네요. 햇볕이 아주 맑아요. … (시각적인 사람의 표현)

B : 날씨가 포근하군요.… (신체감각적)

C : 하늘이 아주 푸르지요? … (시각적)

D : 저 새소리가 들리니 봄은 봄인가 봐요. … (청각적)

▶ 기분에 대한 표현을 살펴보자.

A : 정말 떨렸어요.… (신체감각적)

B : 앞이 캄캄하더라고요. 정말 암담하고. … (시각적)

C : 천둥이 치는 줄 알았어요. 귀가 멍 하더라니까요. … (청각)

D : 온 몸이 가라앉는 것 같아요. … (신체감각적)

E : 밥맛 없어요. 구역질 나는… (미각)

F : 썩을 대로 썩어 냄새만 풍기는… (후각)

▶ 헤어질 때에 나누는 영어 인사에서 살펴보자

A : See you later! (곧 만나십시다) … (시각)

B : Keep in touch! (곧 연락하지요) … (감각)

C : Hope to hear from you soon! (곧 소식주세요) … (청각)

〈엄마의 최면〉의 본문에서 최면을 이해하고 나면, 본인 자신의 시각과 청각과 감정을 섬세하게 느끼고, 그것들을 보다 의도적으로 사용하여 효과적으로 자녀를 양육 할 수 있을 것이다.

5. 최면을 두려워하는 사람들에게

가. 최면에 대한 흔한 오해 중의 하나는 최면자가 최면을 받는 사람의 의지와 관계없이 비밀이나 약점, 병증 등을 끄집어내거나 누설할 수도 있다는 것이다. 피최면자의 인격과 체면이 깎이게 되지 않나 하는 걱정들을 말한다. 앞에서도 강조했지만 최면은 마술이 아니며 본인이 원하지 않는 것은 말하지 않게 되고 행하지 않게 되기에, 자신의 의지와 선택없이는 아무것도 누설되지 않는다. 안심하여도 좋다.

최면 중에는 자신의 의식이 어느 때보다 집중되어 있고 맑은 상태에 있기에 자기 의지로 통제 조절 이 가능하다.

나. 최면을 받는 사람이 자기 자신의 의지를 활용하지 못하고 최면자에 의해 조종당하지 않을까 걱정하고 두려워하기도 한다. 그러나 최면자는 피최면자의 의식과 잠재의식과 무의식 협조 없이는 어떤 시작도 할 수 없다.

피최면자는 자기 능동성을 유지하며 따라서 피최면자가 최면자에 의해 무력하게 조종되지 않는다. 최면자는 피최면자의 상태에 따라 피최면자에게 맞추어 가면서 피최면자에게 필요한 것을 달성하도록 최선을 다할 뿐이다.

다. 최면상태에서 깨어나지 못할까봐 두려워하는 경우도 있다.

이런 경우는 한 번도 보고 된 일이 없으니 안심하여도 좋다. 특별한 경우에 피최면자 본인이 최면 상태에 더 오래 머물고 싶거나, 피최면자 자신이 최면 상태에서 자신의 잠재의식과 무의식과의 의사소통 하는 시간이 길어질 수 있는 가능성이 있을 뿐이다.

오히려 최면을 통하여 자신의 정신과 감정을 투명하게 볼 수 있고, 보다 명확한 표현과 행동의 결정을 할 수 있다. 최면시의 정신 상태는 어느 때보다 집중되어 있고, 최면 진행 동안에도 모든 것을 듣고 느끼고 판단하며 결정할 수 있어서 자신의 표현과 행동 결정이 가능하기 때문이다. 본인이 의식상태를 최고의 집중 상태로 끌어올려 잠재의식과 무의식에까지 이를 수 있다. 이 시점에서 진정한 자아를 만날 수 있다. 또 평소 보통 의식에서는 돌아갈 수 없었던 과거의 시점으로 돌아가 기억을 되찾아보기도 할 수 있다. 아울러 자신의 삶을 개선하고 긍정적인 현재와 보다 완전한 인생을 창조할 수 있는 능력을 찾을 수도 있다. 최면은 능동적으로 자기 자신의 뜻을 추구하고 적극적인 자세로 자기가 자기 자신의 인생을 위해 선물을 부여하게 한다.

최면을 유도해주는 최면 전문인이나 상담 의사는 그 여행길을 인도해주는 안내자이다. 최면 전문인에게 자신이 원하는 것과 개선하고자 하는 것을 이야기하여 그에 적합한 목표와 방향, 자신에게 맞는 진행과정을 추천 받으면 보다 만족한 효과와 성공을 거둔다.

항상 자기 자신의 의지가 인생을 좌우한다.

모든 사람의 인생에서 증명된 것이지만 최면에서도 이 사실이 맨 먼저 그리고 가장 강력하게 납득되어야 할 〈초점〉이다.

사람들 개개인이 느끼는 것, 말하는 것, 움직이는 하나하나 동작, 일에 대처하는 자세 등 이 모두가 스스로 의도하고 창조한 것이다. 우리의 일상에서 그리고 최면에서도 본인의 의도와 의지와 의향대로 표현되어 목적에 도달하게 되는 것이다.

자신의 의지와 신념에 대하여 두려워해야 할 이유가 없다면 자신이 자신과 대화하는 일에서 두려움을 느낄 이유가 없다. 잘못된 선입견을 긍정적으로 바꾸기 바란다.

어떤 의미에서 자신의 가장 가까운 동반자는 자신의 잠재의식과 무의식이다. 최면은 의식적으로 느끼고 말하고 행동하며 생활하던 내가, 평생동안 함께 해오면서도 무시하고 그냥 내버려 두었던 나의 잠재의식과 무의식을 불러서 대화하며 그 힘을 빌려 나를 변화시키고 발전시키는 것이다. 최면을 시작할 때에는 최면에 대해 생소한 자신이 최면을 이해하고 실행하기 위해 최면가의 도움을 받는 게 좋다. 그러다 얼마쯤 자신이 생기면 스스로 해나갈 수가 있다.

마치 걸음마를 배우는 아이들이 잘 걸을 수 있을 때까지 부모의 도움을 받는 것처럼 최면을 시작하려는 사람들은 최면가의 도움과 안내가 필요하다.

6. 최면에 대해 의심하는 사람

최면이 무슨 도움이 될까, 최면은 쇼에 지나지 않는 것 같은데, 나는 최면에 걸리지 않는데 하며 최면 자체와 최면 효과에 대해 의심 하는 사람들이 있다.

이런 사람들은 직접 최면을 접해보지 않은 사람들이 대부분이고, 이전에 최면을 시도했다가 실패를 경험했던 사람이나 모든 것에 대해 의심 하는 성격일 경우가 많다. 자신이 갖고 있던 다른 종류의 두려움을 최면에 덮어씌우려는 오류를 범하는 사람들은 최면이 아닌 그 어떤 시도에도 비슷한 두려움과 의심을 나타낼 것이다.

우리가 한번도 가보지 않은 목적지로 출발할 때, 그곳에 대한 정보와 설명을 듣고 가게 되면 쉽게 갈 수 있고 안내자와 함께 가면 안심하고 여정을 즐길 수도 있다. 두려움을 갖는 사람들 중에는 지금 가려고 하는 그 목적지에 대해 두려워하는 이들도 있지만 막연히 새로운 길을 떠나는 그 자체에 대해 두려움을 느끼는 사람도 있다. 또 길을 떠나서 가는 도중에 생길 법한 가상적 상황에 대해 우려를 느끼는 사람도 있다. 그러나 가는 길을 뚜렷이 알고, 도달해야 할 목적지에 대한 긍정적인 기대가 분명하면 두려움은 사라지게 마련이다.

길을 가는 동안 마주치는 풍경과 들리는 소리와 느껴지는 것들을 잘 경험하고, 새로운 것을 대하고 때로는 길을 잃은 것 같아 헤매는 듯 하지만 우리는 항상 바른 길을 찾아서 목적지에 도달한다는 신념을 가진다면, 길 떠나는 일은 항상 설레이고 보람있는 일이 될 것이다.

본인 자신이 최면에 들어 가지 않는 사람이라고 말하는 사람은 아마도 최면에 들어가고 싶지 않는 사람일 것이다. 개인마다 최면에 들어가는 깊이나 소요시간 차이는 있다. 오감을 가진 사람과 짐승들은 모두가 최면에 들어 갈 수 있는 자연 능력을 타고난다.

이제까지 의심에 빠져서 좋은 기회를 놓쳤다면 이제 최면이 자기 자신을 향상시킬 수 있는 좋은 기회라는 긍정적 태도를 가지고 새로운 인생 창조를 위해 일어나서 문을 열기 바란다.

7. 최면의 분류

최면은 크게 자연최면과 시술최면으로 구분되는데 자연최면은 앞에서 설명했으므로 생략하고 여기서는 시술최면을 알아보기로 하자.

시술 최면이란 피최면자가 최면자의 신호에 응해서 최면상태에 들어가는 것을 말하며, 용도에 따라서 무대최면과 의학최면과 자기향상최면으로 분류한다.

무대최면은 홍행사들이 관객을 위해 최면을 오락용으로 이용하는 것이다. 이 경우 관객들의 홍미를 고조하기 위해서 미리 짠 각본대로 실행하기에 가짜처럼 보여지는 경우도 있다.

18세기 스위스의 개스너(Gassner) 신부에 의해서 처음으로 의학 최면이 시도되었다. 그 당시는 환자들의 병이 마귀에게서 온다는 믿음을 가졌는데, 최면 기술을 써서 많은 환자들을 고쳤다. 개스너 신부는 검은 옷을 입고 병든 사람들의 머리에 십자가를 천천히 갖다 대며 기도문을 외웠다. 신앙최면이라 지칭하기도 한 최면이었다.

의학최면은 개스너 신부와 같은 시기에 살았던 메스머 (Franz Anton Mesmer) 라는 독일의 의사가 개스너 신부가 하는 것을 직접 관찰하고 나서 발전시킨 것이다. 여러 종류의 질병 환자들을 위해서 사용되어왔으며 현재 의학 각 분야에서도 그 뒤를 이어 오고 있다. 좋은 예로는 통증을 줄이기 위해, 마취를 하기 위해, 정신병을 치료하기 위해 최면요법을 보조치료법으로 활용하고 있다.

메스머는 이 방법을 〈동물자력현상〉 (animal magnetism)이라고 불렀으며 그의 추종자들은 〈메스머현상〉 (mesmerism)이라 부르기도 했다. 19세기에 들어와서 스콧드랜드의 제임스 브레이드(James Braid)라는 외과 의사가 이 방법을 처음으로 Hypnosis(최면)라고 불렀으며 그 이름이 지금까지 사용되고 있다.

자기 향상 최면은 최면 목적이 자기자신을 이해하고 자신의 정신적 갈등을 해소하고 자신의 능력을 최대한으로 발전시키기 위해서 행하는 최면이다. 동양에서 고대부터 발달된 여러가지 명상법과 참선법이 이에 속한다. 우리 나라에서 현재 많이 행해지고 있는 것으로는 불교의 참선, 국선도, 단 수련, 마음수련, 단전호흡, 요가 등이 있다.

서양에서는 20세기 중반에 동양문화의 영향을 받아 불교와 힌두교의 명상법이 소개되고 TM (Trancendental Meditation)이 시작되어 붐을 일으켰으며 이어서 신세기 명상(New age meditation)이라는 불교와 힌두교의 여러 명상법이 널리 실행되고 있다.

8. 최면은 언제부터

마치 공기로 숨을 쉬면서 그것을 일일이 의식하지 못하고 사는 것과 같이 모든 사람은 최면능력을 가지고 태어나 최면 속에서 살아왔기에 최면의 역사는 인간이 존재했을 때부터라고 봐야겠다. 다만 우리가 최면상태라고 따로 의식하지 못했을 뿐이다

어느 강사가 구약 성서 한 구절을 인용하는 것을 보았다. 그는 최면이 태초부터 있었다고 주장했다. 장세기 하느님은 아담이 잠든 사이에 그의 갈비뼈 하나를 빼내 이브를 만들었는데, 하느님이 최면으로 아담을 마취 시켰기에 가능했을 것이라는 이야기였다. 그것은 오늘날 실용되고 있는 최면 마취와 수술을 상상하게 해주었다. 세상 모든 이가 알고 있는 구약성경에 하느님이 최초로 최면을 시술하셨다는 것과 같은 재미있는 예는 다른 종교나 신화속에 무수히 기술되어 있다.

최면 현상은 모든 민족의 종교의식에서 수십세기를 거쳐서 볼 수 있는데 그것이 최면이라는 형식으로 행해지지 않았고 아무도 그것을 최면현상이라고

생각하지 못했다. 신비한 종교의식과 집단적인 정치의식, 제사의식, 치유의식 등을 행할 때 모든 사람들이 그 특별한 현상을 느꼈지만 그 경험을 무엇이라 이름 붙히지 않았을 뿐이다.

최면현상이 과학적으로 부각되고 최면이 의학 최면으로서 이름이 붙여진 것은 앞에 말한대로 18세기에 들어와서 현대 의학최면의 시초인 개스너 신부와 〈메스머〉 의사에 의해서였다.

현대에 이르러 밀튼 에릭슨 (Milton Erickson), 허버트 스피겔(Herbert Spiegel) 등의 정신과 의사들에 의해서 의학 최면이 대거 발전되어 오늘에 이르렀다.

9. 최면유도(Induction)의 방법

최면을 주고받는 사람이 알고 하는가 모르고 하는가에 따라서 크게 두 가지로 나눌 수 있다. 즉 직접최면과 간접최면이다. 전자는 최면을 거는 사람과 받는 사람이 최면을 사용한다는 것에 합의하고 얼굴을 맞대고 하는 방법이다. 후자는 최면을 거는 사람은 알고, 받는 사람은 전혀 모르게 하는 방법이다. 두 사람 다 모르고 주고받는 최면에는 이름이 없으나 무의식 최면이라고 이름을 붙일 수도 있겠다,

또 다른 분류는 유도하는 절차 또는 형식에 따라서 강제최면, 유혹최면, 인도최면의 세 가지로 나눌 수 있다.

가. 직접 명령 또는 지시를 하거나 강제로 최면하는 방법이다.

이 유도법은 심한 공포와 두려움에 빠지게 한 다음 의식적 또는 반의식적으로 그 상태를 이용하여 그 사람이 가지고 있는 정보 또는 사실을

찾아내려는데 쓰는 강제 최면유도법이다. 그 좋은 예로 전쟁 포로 또는 중 범죄를 저지른 범인으로부터 비밀정보나 범죄 자백을 받기 위해 군, 정보부, 경찰, FBI, CIA등에서 쓰는 방법이다. 생명의 위협이나 고문 위협을 느끼면 일부러 최면을 걸지 않아도 새파랗게 질려 최면상태로 저절로 들어가기도 한다. 이 책에서 소개하는 최면방법과는 거리가 먼 특수한 상황에서만 쓰는 방법이고 분류상 언급할 뿐이다. 이 방법은 직접 최면일수도 있고 간접최면일 수도 있다.

나. 유혹으로 최면상태에 들어가게 한다.

성적(sex), 비성적 또는 양쪽을 겸한 경우가 있다. 성적 희열에 빠지면 쉽게 최면상태가 된다. 이런 경우는 대부분 최면을 악용한다. 이섯 또한 이런 것이 있다는 것을 소개할 뿐이며 이 방법을 추천하는 것이 아니며 이때도 직접 또는 간접최면일 수도 있다.

다. 지도와 안내로 최면상태에 들어가게 한다.

이것이 최면학에서 사용하는 일반적, 전통적 최면 유도법으로써 직접 유도와 간접 유도의 어느 방법이나 쓸 수 있다. 직접 최면 유도가 많이 쓰이지만 피최면자의 성격과 감성도에 따라 간접 유도를 쓰기도 한다.

최면 유도시에 쓰는 어투와 표현을 사용하며 지시와 안내로 최면에 임하게 한다. 예를 들어 보면, 〈눈을 감으십시오, 눈을 감는 그 순간에 당신은 …눈이 무거워집니다. 눈꺼풀이 무거워져서 눈을 감게 됩니다. 그러면 당신은 깊은 최면 상태에 이릅니다〉 와 같이 지시와 안내를 직접적인 표현으로 전달하는 것이다.

또 다른 예로, 최면자가 피최면자의 현재 사정과 목적을 잘 이해한 다음 그에 이야기를 해주거나 잘 어울리는 음악을 들려주거나 때로는 그림을 함께 보면서 자연스럽게 시, 청 감각을 이끌어 집중되도록 유도하는 방법이다. 자녀 교육이나 상담 치료시 피최면자를 도와줄 때 쓰는 최면유도법으로 의학최면과 자기향상최면에서 볼 수 있는 좋은 예이다.

이 책에 소개될 엄마의 최면은 이 방법을 가장 많이 응용하게 되는데 명심할 것은 자녀에게 "엄마가 너한테 최면을 걸겠다"는 것을 알리지 말고 수준 높은 간접적 최면유도를 해야 된다는 점이다. 그 유도방법에는 일정한 틀이 없으며 엄마의 창의력과 각기 다른 가정환경에 맞추어 융통성 있게 진행해 나가면 재미를 느끼고 자신감도 생길 것이다. 이 책을 다 읽고 소화하면 스스로 발전되겠지만 눈을 감게 하고 팔이 올라가도록 하는 방법 등 직접 유도방법을 엄마의 최면에 사용하지 않도록 당부한다.

10. 최면을 대하는 자세

최면을 시술하는 사람과 최면을 받는 사람 모두가 최면에 대해 바른 지식을 갖고 진지하고 긍정적인 자세로 최면을 사용하여야 한다. 최면에 대한 오해나 잘못된 생각, 과장된 기대가 있을 때 엉뚱한 결과를 가져오거나 실망할 수가 있다.

최면을 시술하는 사람은 양심적이고 윤리 도덕심에 입각하여 최면에 임하고, 반드시 남을 도와주기 위한 목적으로만 사용해야 한다. 이 책에서는 엄마가 자녀들을 위한 최면 사용하는 법을 소개하고 있기 때문에 악용하지 않으리라 믿지만 엄마가 자녀의 미래를 현재에 다루고 창조하고 있다는 엄숙한 자세를 한 순간이라도 놓쳐서는 안 된다. 덧붙여 강조하면 최면은 인생을 건전하고 행복하게 창조하기 위해서만 사용해야 한다.

II. 최면 응용의 일반적 고찰

최면을 건다 해서 그것 자체로 치료가 되거나 도움을 주는 것은 아니다. 남을 최면상태로 유도하는 방법은 교육과 훈련을 통해서 누구나 쉽게 배울 수 있고 실행할 수 있다. 그러나 가장 중요한 것은 그 최면 상태를 무슨 목적으로 어떻게 사용하느냐에 따라 최면의 성격이 결정된다는 점이다. 바로 그 점이 최면의 이로움과 해로움을 결정짓는다.

흔히 알고 있는 것처럼, 같은 물을 마셔도 뱀은 독을 만들고, 소는 우유를 내며, 엄마는 칼을 사용하여 가족에게 필요한 맛있는 음식을 만들지만 불한당은 칼로써 상처를 입힌다. 이와 같이 최면은 누가 무슨 목적으로 어떻게 사용하느냐가 중요하다. 일반적으로 최면은 긍정적이고 건설적으로 행해져오고 있으며 이 책에서도 가치있게 사용되도록 상소한나.

최면 치료를 제공하려면 최면 시술자의 전문지식과 인격이 확실해야 한다. 최면된 상태 즉 트랜스를 어떻게 사용하느냐 하는 데는 전문지식이 필요하며, 최면 시술자가 자신의 자아 성숙이나 남의 자기향상을 도와주려면 다른 사람에게 시료 하기 전에 자신의 수행과 수련이 우선되어야 한다. 시료하는 사람의 인격이 트랜스의 선용을 좌우하기 때문이다.

최면 치료에 효과적 도움이 되는 몇 가지를 덧붙여 살펴보기로 한다.

1. 최면은 무의식에 호소한다

정신분석의 창시자 프로이드는 사람의 의식 상태를 의식, 잠재의식, 무의식의 세 가지 층으로 나누었고, 사람의 느낌, 생각, 행동의 대부분이 무의식에 의해서 좌우된다고 주장했다. 의식이란 현재 모든 감각을 통해 의식하고 알 수 있는 상태를 말하며 잠재의식이란 지금 현재는 의식을 못하고 있지만 노력하면 바로 의식 상태로 올라와서 알게 되는 상태이며 무의식 상태란 본인이 노력을 해도 의식 상태로 올라올 수 없는 의식 상태를 말한다. 때문에 무의식 속에 무엇이 들어 있는지 본인도 모른다는 것이다. 그런데 이 무엇인지도 모르는 무의식 속에 있는 것들이 우리 일상생활의 행동과 느낌과 생각을 좌우하고 있다니 놀랍고 두려운 일이다.

그러면 무의식 속에 무엇이 들어 있을까?

정신 분석학자들은 그 속에 두 가지가 들어있다고 본다. 첫 번째는 프로이드가 말한 본인이 원하지 않고 불안을 느끼게 하는 느낌이나 생각들, 해결되지 못한 갈등, 본능적인 욕구, 충동들로 가득 차 있다. 이런 것들은 어디서 왔을까? 인간의 정신적 기능 중의 하나에 무의식적인 〈방어 기제〉라는 것이 있다. 이 기능은 의식 상태에서 다루기 힘들고, 해결이 안되고, 잊어버리고 싶은 것들을 무의식 속으로 밀어넣는 작용을 말하는 것이다. 그러나 무의식은 쓰레기통이 아니다. 이렇게 밀려 내려간 달갑지 않은 것들은 무의식 속에서 쓰레기처럼 가만히 있는 것이 아니라 부딪치고 씨름하면서 사람의 의식 생활에 본인도 모르게 영향을 미치며 지배를 하고 있는 것이다.

두 번째는 내가 졸업한 정신 분석학교의 창시자인 〈카렌 호나이〉 같은 신프로이드(Neo-Freudian) 정신 분석학자들이 주장하는 것이다. 위와 같이 달갑지 않은 것들 외에 건전하고 창조적인 잠재적 요소들도 함께 들어 있다고 한다.

이것이 불교에서 말하는 불성과도 통한다.

최면의 핵심은 바로 무의식 속에 있는 건전한 힘에 호소하고 건설적인 아이디어를 사용하는 것이다. 여기에서 이 호소한다는 말을 잘 기억해두기 바란다. 우리의 모든 생각과 느낌과 일거일동이 의식, 잠재의식, 무의식 안에서 일어나서 기억으로 저장되어 일상생활과 전 인생을 주관하기 때문에 건설적이고 창조적인 아이디어와 힘을 발휘하기 위해서는 무의식의 힘을 빌려야 한다.

2. 아이 양육을 위한 최면에 간접 접근을 권한다

최면상태로 유도한 다음 피최면자에게 긍정적 조언과 분명한 권고를 하는 것을 최면용어로 〈암시〉 (suggestion)라고 한다. 이 암시의 성향과 방법이 최면의 성패를 결정할 수 있다. 이래라저래라 하는 직접 명령이 아니라 간접적 암시를 주어서 본인이 스스로 선택하여 행동하게 하는 최면방법이 가장 바람직하다.

예를 들자면 비만으로 고민하는 딸에게

'너 먹는 것 좀 줄여라, 뚱뚱해서 보기 싫다' 라고 해서 비난조로 말하여 딸이 수치를 느끼게 하는 것보다 "네 친구 들이 날씬하니 참 보기 좋구나. 너도 그렇게 날씬해질 수 있어 얼마나 멋질까?"

이렇게 긍정적인 말로 밝고 희망적으로 그려준 미래상이 딸의 마음속에 간직되어 움직이게 된다. 자신도 다이어트 하고 싶은 마음이 생겨나고 그 실행 가능성이 커진다.

또, 담배를 끊기 위한 최면 치료를 할 때에 '당신은 담배를 끊어야 한다' 라고 말하는 것보다 '담배는 몸에 독이 된다는 것을 명심하세요. 금연자는 건강하고, 모든 사람에게 환영받지요' 라 말하는 것이 더 효과적이다.

이렇게 스스로 선택하게 하는 간접암시 최면 방법은 피최면자 본인이 의식할 때, 남의 지시에 맹종하지 않고 자기의 의지로 선택한 것이 되어 긍지를 높여 주고 실행 효과가 더욱 명확하게 된다.

이 책 '엄마의 최면' 에서는 아이가 모르게 하는 간접 최면방법을 써야 하고 또 간접 암시하는 방법을 써야 효과적일 수 있다는 것을 강조한다.

3. 긍정의 힘

성공적인 최면을 위해 최면을 거는 사람이나 받는 사람이나 모두 긍정적인 태도로 임하는 것은 물론, 최면자의 의도를 전달할 때 반드시 긍정적인 언어를 사용할 것을 권한다. 피최면자를 돕기 위해서 같은 의도로 최면을 하더라도 부정적 어투는 어둡고 무거운 감각을 느끼게 하고, 긍정문은 밝고 생생한 기운을 돋워 준다. 최면이 끝나고 일상으로 돌아와서 최면의 효과를 실행할 때에 결국 긍정의 힘이 삶을 풍요롭고 아름답게 성장시킨다.

무엇을 하지 말라고 하는 것보다 좋은 것을 하라고 하는 것이 더 효과적인데 캔디를 간식으로 먹지 말라고 하는 것보다 간식으로는 과일을 먹는 것이 좋다고 말하는 것이 더 효과적이다. 〈하면 된다〉, 〈좋다〉라는 말은 〈나쁘다, 안 된다〉라는 말보다 힘이 있고 쉽게 동의를 얻을 수 있게 된다. 긍정적인 것을 선택할 때 사람의 마음이 편하고 더 잘 실행된다는 것이 임상 경험으로 확인되어 왔다.

이 책에서 소개할 '엄마의 최면' 은 긍정적인 접근법과 긍정적인 화법을 중점적으로 소개할 것이다.

4. 은유의 사용

최면 암시를 하는데 사물의 이름을 직접 사용하는 것보다 비유하는 방법을 쓰는 것이 효과가 있다. 말하자면 간접암시의 한 방법이다. 은유를 쓰면 대개는 나름대로 자기 문제에 맞춰 해석하여 무리없이 받아들인다는 장점이 있다.

"하룻강아지가 범 무서운지 모르네" 라는 말을 하면 호랑이와 강아지를 비교하는 장면이 떠올라 '겁 없이 함부로 까불지 말아' 라고 직설적으로 말하는 것보다 효과적으로 그리고 인상적으로 말의 의미가 전달된다. 은유를 쓰면 상대방에게 일일이 구체적인 것을 설명할 필요도 없이 상대방 스스로가 깨닫게 한다.

5. 이야기 사용

설화나 민화, 우화, 그리고 자기 경험담 등을 최면에 이용한다. 최면요법의 거장인 밀튼 에릭슨은 이야기를 적절하게 쓰는 천재적인 사람이었다. 이것은 물론 '간접암시' 의 가장 원형적이고 효과적인 최면암시법이다. 우리나라에서도 어른들이 어린애들 훈육하는데 이 방법이 많이 응용되어 왔다. 아이들에게 희망을 심어주거나 버릇 고쳐보자는 생각으로 이 방법을 썼겠지만 그것이 최면현상이라는 것은 미처 몰랐을 것이다. 한국뿐 아니라 세계 여러 민족의 문화에서 볼 수 있고 불교경전 성경도 모두 재미있는 이야기로 엮어져 있는 것을 보아도 사람의 생각과 행동을 인도하는데 이야기가 차지하는 비중을 알 수 있다.

어린 아이들은 강의나 설교보다 이야기를 더 재미있어하고 더 집중한다. 이야기의 기억과 감동은 오래 남아 있게 되어 행동과 성장 과정에 영향을 준다. 어렸을 때 아랫목에 앉아서 할아버지나 할머니께로부터 들었던 '옛날얘기' 가 재미있어 완전히 몰두해서 듣던 기억을 돌이켜보면 그때 우리가 최면상태에 빠져 있었던 것 같다.

교육이나 훈육을 위해서 하기 때문에 아이에게 합당하고 가치 있는 이야기를 골라서 하게 되고 간접적이고 재미있기 때문에 거부감 없이 자기 상태에 맞추어 해석해 받아들이는 장점이 있다.

엄마의 최면에서 이 방법이 가장 효과적이 될 수 있으므로 이솝의 우화, 우리나라의 전설, 민담, 일화, 영웅담 같은 좋은 이야기를 많이 준비하여 적절한 자기 경험담과 합하여 쓸 수 있다.

6. 정신병의 종류

정신병을 크게 두 가지로 나눌 수 있는데 생물학적 (biological) 원인에서 오는 병과 심리학적(psychological) 원인에서 오는 병이다. 전자는 의사만이 치료할 수 있는 생물학적 치료의 대상이 된다.

가. 생물학적 원인에서 오는 것은 다분히 유전적인 요소가 있거나 아직 발견되지 못한 대뇌에 어떤 이상이 있거나, 신체 대사관계에 이상이 있어서 오는 정신병들이다. 예를 들자면 정신분열증, 양극성장애(조울병), 자폐증, 치매 등을 들 수 있다. 이런 병을 가진 사람들은 정신집중을 할 능력이 없기 때문에 최면치료의 대상이 되지 않는다.

나. 심리학적 원인에서 오는 정신병이나 문제들은 어떤 생물학적 문제가 아니라 생각과 느낌에 문제가 있어서 오는 마음의 병들이다. 예를 들자면

불안증, 불안공황증, 대인공포증과 같은 여러가지 공포증, 강박신경증(유전적 요소가 있는 것과 없는 것이 있어 구분해서 다뤄야 한다), 우울증(심리적인 원인에서 오는 것과 생리적 원인에서 오는 것을 엄격히 구별해서 다뤄야 한다) 등을 들 수 있다. 최면치료는 이 심리학적 원인에서 오는 정신문제와 정신병에만 사용할 수 있다.

예를 들면 불안증이나 우울증의 흔한 증세의 하나인 불면증은 잠자리에 누워서 쓸데없는 생각을 많이 하는 데에서 오는 경우가 가장 많다. 즉 자기나 자기 집안 일에 대한 근심, 걱정, 뭔가 잘못 돌아갈까 조바심 하는 것, 화풀이 못해서 분한 것 등의 생각이 꼬리에 꼬리를 물고 일어나니 뇌가 쉴 수 없는 것은 당연하다. 이럴 때 최면으로 기분을 바꾸고 마음을 쉬도록 도와줄 수 있는 것이다.

7. 최면시술자

최면상태 (트랜스) 는 자기나 남을 돕기 위해 만든 상태이기 때문에 목적에 따라서 여러가지 방법으로 쓸 수 있다. 어떤 사람들이 어떤 목적과 방법으로 쓰고 있는지 살펴보기로 하자.

가. 엄마 아빠

엄마와 아빠들은 자기 아이들의 버릇을 고치거나 공부를 열심히 하도록 하거나 미래에 희망을 넣어주기 위해서 훈계나 대화를 하면서 사실은 자신도 모르게 아이들에게 최면을 걸고 있는 셈이다. 이것은 최면자나 피최면자 둘 다 의식을 하지 못하기 때문에 무의식 최면이다. 부모들이 아이들에게 최면방법을 의식적으로 응용해보려면 최면 거는 사람만

이 아는 간접적 최면이 바람직하다. 가장 가깝고 신뢰하며 친근하니 거부감이 없이 최면을 걸 수 있다. 아이들은 부모들에게 의지하고 순종하고 부모의 지시를 받아들이기 때문에 부모들은 아주 유능한 최면자가 될 수 있다.

나. 무당

무당은 푸닥거리 하는 소리와 춤으로 자기가 먼저 최면상태에 들어가서 주위 사람들을 최면에 빠지게 한다. 무당의 최면 유도에 따라 화병 같은 만성병이 치유되거나 장사하는 방법을 바꿔서 돈을 버는 효과도 초래하기도 한다. 무당이 손님에게 최면을 걸겠다는 의도를 가지고 굿을 하는지는 알 수 없으나 손님의 '혼을 빠지게 해서' 대단히 많은 효과를 보여 왔다.

다. 운동코치

스포츠 코치가 운동선수들의 기와 능력을 높이기 위하여 최면을 흔히 사용하고 있다. 직접최면과 간접최면 모두를 쓰고 있다.

라. 심리상담치료사

미국에서는 의사 이외에 계통의 임상가들이 심리 상담치료를 할 수 있다. 임상심리나 교육심리학을 공부한 사람, 사회봉사학으로 석사이상의 학력을 취득한 사람, 석사이상의 간호사로서 정신과를 추가로 공부한 사람들이 최면학을 공부해서 사람들의 심리적, 정신적 문제를 해결하는데 도움을 줄 수 있다. 이 사람들은 이미 정신문제 치료할 자격 즉 면허를 가지고 있는 사람들로 최면이라는 도구를 추가로 쓰는 경우이며 최면 면허를 따로 받을 필요는 없다.

마. 의사

각 분야의 전문가들이 의학최면을 공부해서 산부인과 의사가 산모의 분만시에 진통을 줄이기 위하여, 외과의사나 마취의사가 수술시의 통증을 줄이기 위하여, 치과의사가 통증을 없애기 위하여, 소아과 의사가 애들의 여러가지 습관을 바로잡기 위하여 최면을 사용한다.

바. 정신과 전문의

모든 정신문제, 정신질환, 증상, 나쁜 버릇 등을 고치기 위해서 최면을 사용한다. 정신문제의 성격을 가장 잘 알고 있는 전문가이기 때문에 최면을 가장 적절하고 효과적으로 사용할 수 있다.

사. 정신 분석가

정신 분석을 공부하고 그 과정을 수료하여 자격증을 획득한 임상가로 예전에는 정신과 의사들이 대부분이었으나 요즘에는 정신분석학교에서 자격을 갖춘 임상심리학 정신분석가도 많다. 정신과 전문의 외에 정신분석학을 공부한 임상가는 최면치료를 시술하는데 가장 이상적인 자격을 갖춘 사람이다. 인간의 무의식까지를 다룰 수 있는 능력을 갖추고 있어 무의식에 호소하고 무의식을 가장 많이 이용하는 인간개조의 방법인 최면치료를 잘 할 수 있다.

8. 정신 분석과 최면

정신분석은 독일의 프로이드 박사가 19세기 초에 시작했다. 19세기와 20세기에 걸쳐 인간의 마음을 이해하고 치료하고, 인간행동을 설명하는 도구로써 인간생활에 구체적으로 상식화되었고 철학과 과학 분야에까지 영향을 주었다. 20세기말부터 물질주의 사상에 밀려 그 영향력이 줄기는 했으나 사람의 마음과 행동을 이해하고 치료하는 모든 치료법과 학문의 기본적이고 근본적인 주축을 이루고 있다.

정신분석가가 되려면 정신과 의사가 된 이후에 최소 5년의 학교수업을 듣고 수련을 해야 한다. 강의실에서 이론공부를 5년 동안 하는 동안 1주일에 세 사람을 세 번씩 분석치료를 해야 하며, 자신의 환자 분석과 관련하여 담당 교수에게 1주일에 한두 시간씩 지도를 받아야 한다. 그뿐만 아니라 본인도 자기 담당 정신분석교수에게 5년 이상 일주일에 세 번에서 다섯 번 정신분석을 받고 자기치료를 하게 되는데, 정신분석 공부에서 가장 중요한 것은 바로 자기자신의 성공적인 정신분석 치료이다.

이렇게 시간적, 경제적인 부담이 크기 때문에 요즘 정신분석 공부하겠다고 나서는 사람이 드물어졌지만 인간의 마음 치료를 하려고 하는 사람은 반드시 자기분석을 먼저 받는 것이 필요하다. 사람은 누구나 나름대로 정신적 결함이 있어서, 다른 사람을 대할 때 결함이 있는 자신의 관점으로 왜곡하여 상대방 문제를 중립적이고 공정하게 볼 수 없어서 제대로 치료를 할 수 없기 때문이다.

정신분석의 가장 중요한 핵심 이론은 두 가지인데, 인간의 모든 감정과 느낌과 행동은 정신 (psyche)이 결정한다는 것과 무의식이 대부분을 조종한다는 것이다. 정신분석가는 의식, 잠재의식, 무의식을 총 망라해서 모두 다룰 수 있는 능력을 갖추어야만 사람 마음을 건전하게 다루고 가장 적절한 치료를 할 수 있다.

9. 최면시술자와 피최면자와의 유대관계(alliance)

최면을 성공적으로 이끌려면 최면을 시술하는 사람과 최면을 받는 사람 사이에 라포(Rapport) 가 형성되어 서로 신뢰하고 의지할 수 있어야 한다. 라포(Rapport) 라는 말은 의식적으로 두 사람 사이에 의사소통이 잘되어 구축되는 공감대와 신뢰감이라 말할 수 있다. 최면의 대가 밀튼 에릭슨이 그렇게 성공적인 최면을 걸 수 있었던 것은 그가 라포 형성의 천재였기 때문이다.

Ropport 를 긍정적으로 확립하기 위한 방법이 여러가지 있는데 엄마의 최면 본문에서 구체적인 예로 실습을 해볼 수 있을 것이다

이 책에서처럼 엄마가 최면 지식을 가지고 본인인 아이가 모르고 있는 가운데 최면법을 쓸 때도 엄마와 아이의 관계가 좋아야 아이가 엄마의 의도를 의식적으로나 무의식적으로 잘 받아들여 변화될 수 있다. 병의 치료도 환자가 치료자와 의사소통(rapport)을 잘 하고 환자가 치료자를 믿고 자기의 모든 것을 맡겨야 가능하다. 이것을 정신 치료에서 〈치료적 유대〉 (therapeutic alliance) 라는 말로 표현하며 최면치료에서 라포(rapport) 라는 말로 표현한다. 이 요소는 성공적인 최면효과를 위해 꼭 필요하다.

10. 최면을 응용하여 건강과 행복을 창조하자

최면은 최면자가 피최면자의 최면 요청이 합당하다고 판단했을 때, 피최면자가 요청을 안 해도 최면자가 최면 방법 사용이 적합하고 필요하다고 판단했을 때 피최면자의 동의를 받아서 시도할 수 있다.

최면상태는 유동성을 가진 중립적 상태이기 때문에 최면자가 적절한 방법으로 여러가지 목적을 위하여 쓸 수 있다. 최면을 이용하지 않고서도 할 수 있는데 왜 최면을 이용해서 하려고 하는 것일까? 그 가장 큰 이유는 우선 최면상태에 들어가면 집중 능력이 최대한으로 커져서 피암시성 (암시를 받아드리는 가능성) 또한 커져 피최면자의 변화 효과가 극대화되기 때문이다.

최면을 어떻게 쓰는지 살펴보기로 하자.

가. 긴장(스트레스)을 풀기 위해.

현대를 살아가는 생활인에게 스트레스는 피할 수 없는 것으로써 정신적 긴장으로 시작해 여러가지 육체적 문제까지 가져온다. 스트레스를 푸는 방법은 많이 소개되고 있지만 그 중에 최면이 아주 좋은 도구가 된다.

〈자기최면〉에 대해서 본문에 자세히 소개되어 있다.

나. 나쁜 습관과 행동의 변화

제일 흔하게 응용되어오는 것이 담배 끊는 것, 체중 줄이는 것, 술 끊는 것 등이었다. 필자가 초기 최면시료 때 가장 많이 적용했던 것은 바로 담배 끊는 것이었다. 최면을 공부하는 초보자가 쉽게 다룰 수 있는 좋은 케이스이다. 복잡한 정신 심리적인 문제를 다루지 않아도 되고 많은 사람들이 기꺼이 도움을 받아들일 자세가 되어 있어 쉽게 최면에 응하고 효과도 아주 좋았다.

체중 줄이기도 최면을 활용했는데 그 효과는 담배를 끊는 것만큼 크지 않았다. 아마 담배는 안 피워도 살 수 있으나 음식은 아예 안 먹을 수는 없고 줄이는 것은 개인 의지와 습관의 변화가 뒤따라야 하기 때문인 것 같아서 자기 최면을 연습시켜 4-6주를 계속했을 때 효과가 탁월하였다. 건강 상태도 좋아졌고 생활 태도에도 바람직한 변화가 있었다.

술 끊기와 도박에도 최면을 이용할 수 있다. 이때는 최면자의 유효한 방법 선택도 중요하지만 최면을 받는 사람이 의식, 잠재의식, 무의식을 총동원하여 진지하게 협조하여야만 효과를 거둘 수 있다.

다. 기억상실의 회복

기억상실은 머리 외상으로 두뇌가 상하여 생기는 경우와 정신심리적 원인에서 오는 2가지 경우가 있다. 최면 치료는 후자의 경우에만 해당되는데 가장 흔한 것이 히스테리성 기억상실이다. 본인이 의식적으로 만든 현상은 아니지만 절실하게 잊어버리고 싶은 것을 무의식적 과정을 통해 잊어 버리는 것이다.

어떤 목적을 가지고 의식적으로 기억이 안 난다고 한다면 거짓말이고 꾀병이 되지만 무의식적으로 절실하게 잊어버리고 싶은 것을 잊어버리는 기억상실증을 치료하는 데는 최면이 가장 효과적이다.

40여 년 전 내가 최면공부 시작하고 한 일 년쯤 되었을 때 맨해튼에 있는 세계적인 벨뷰병원(Bellevue Hospital) 정신과 응급실에서 야근을 하고 있었다. 경찰이 건장하고 말쑥하게 차려 입은 중년남자를 데리고 왔다. 길에서 이상한 행동을 하여 어떤 사람이 신고를 하였다고 했다. 경찰이 질문을 하니 자기 이름, 가족, 집, 전화번호, 집주소 등 자기신분을 전혀 기억 못하고 신분증마저 없어 응급실로 데리고 온 것이었다.

나는 이미 의학최면공부를 했었기 때문에 배운 것을 실습할 드문 기회를 맞이하여 약간 흥분하여 용감하게 최면 시술을 하였다.

이 환자를 최면 상태에 들어가게 하여 그가 변호사이며 부인과 심하게 다툰 뒤 집을 뛰쳐나왔다는 사실을 밝혀내게 되었다. 최면에서 깨어나면 자신의 모든 기억이 되살아날 것이라는 확실하고 긍정적인 암시를 환자에게 해준 뒤 최면을 끝내었다. 과연 그 사람은 기억을 완전히 되찾아 퇴원했다. 드문 케이스를 완전히 성공적으로 치료한 일약 명의가 되어 최면 시료의 효과를 의학계에 알릴 수 있었다.

위의 예는 자신의 신분을 잊어버린 답답한 경우에 기억을 되살린 예지만 가끔 범죄 추적을 위해 증인의 기억을 되찾아주는 최면도 있다. 차를 들이 받고 뺑소니친 차 번호판을 기억해내기 위해서, 범죄 발생 현장

상황을 재현하기 위해서, 범인의 인상착의를 알기 위해서 최면을 활용한다.

라. 기억 잊어버리기

위와 반대로 가끔 최면으로 괴로운 기억을 잊게 해달라고 요구해오는 사람이 있다. 특히 히스테리성 성격 소유자와 최면도가 아주 높은 사람일 경우에는 깊숙한 최면상태에 쉽게 들어가고 암시를 잘 받아 들여서 일시적으로 잊는 것을 시도 할 수 있다.

특별한 경우 외에는 시도하지 않는 것이 좋지만, 어린 시절에 성폭력, 강간, 신체 학대를 받은 사람을 치료할 때에는 선용할 수 있다. 일반적으로 왜곡된 기억이나 상처를 지울 수 있는 효과가 있는데 최면 시료가 끝난 후에도 자신의 생활에 자기최면을 기꺼이 응용하면서 사는 것이 치료법이다.

마. 통증을 정복하거나 최소한으로 감소시킬 수 있다

통증은 몸이 주는 위험 신호로서 통증이 갑자기 오면 그 원인을 알아서 치료하는 것이 중요하다. 일반내과의 종합 진찰을 받고 합당한 치료를 받아야 한다. 반면 원인을 아는 만성 통증일 경우 통증을 줄이기 위해 최면을 쓸 수 있다.

이 때 일시적 통증의 감소는 당연히 나타나며, 계속적으로 자기최면을 사용하면 통증이 놀랄 정도로 감소한다. 자기최면을 쓸 줄 아는 사람은 가끔 오는 두통이나 근육통 정도는 약 먹는 대신 최면으로 해소하고 상쾌하게 일상생활을 영위할 수 있다.

바. 신체의 나쁜 버릇을 고친다.

오줌싸개, 손톱 물어뜯기, 고개 흔들기, 머리칼 잡아당기기, 머리칼 뽑기, 코 씰룩거리기 등을 최면으로 바꿀 수 있다.

여섯 살 이후에도 한 달에 두 번 이상 잠자리에 오줌을 싸면 오줌싸개라고 진단한다. 이 문제는 두 가지 원인에서 온다. 즉 신체적 원인과 잘못된 습관이나 심리적 원인이다. 우선 비뇨기과 전문의에게 진찰을 받고 신체적인 문제가 없다고 진단이 되면 오줌 싸는 조절을 가능하게 하는 최면요법으로 치료할 수 있다.

옛날 한국에서는 오줌싸개 아이 에게 쌀 까부는 키를 쓰고 동네 집집마다 돌게 하여 아이가 경각심을 갖게 하였다. 그것이 가끔 효과가 있을 때도 있었다. 그러나 이 방법은 근본적으로 아이에게 모욕감과 수치심을 주고 자존심을 상하게 하여 정신적인 상처를 줄 수 있었다.

오줌싸개에게 최면을 걸어 치료한 예는 많이 발표되었다. 그 중에서 〈밀튼 에릭슨〉의 재미있는 케이스 하나를 소개한다. 결혼한지 얼마되지 않은 부부가 찾아왔다. 둘 다 오줌싸개여서 결혼 후에도 계속 거의 밤마다 침대에 오줌을 싸고 있다는 웃지 못할 고민을 이야기하였다. 다 큰 사람이 혼자 싸는 것도 문제인데 오줌 싸는 인연으로 맺어진 것 같은 이 두 사람이 같이 살면서 둘 다 잠자리에 오줌을 싼다는 것은 상상이 안 되는 이야기가 아닌가.

에릭슨은 두 사람에게 최면을 걸고 이렇게 최면 암시를 내렸다. '오늘 밤부터 이불 속에 들어가기 전에 둘 다 침대 위에서 무릎을 꿇고 앉아서 자기가 잘 자리에 오줌을 누고 잠자리에 들 것' 이었다.

얼마 안 가서 이 부부는 평생 고치기 힘들었던 오줌싸개를 고쳤다.

이 예는 최면 전문가들에게도 놀라운 창의력과 새로운 지향을 보여주었던 증례였다. 왜냐하면 이 예에서 보듯이 어떤 공식에 의해서 최면치료를 제공하는 것이 아니라 피최면자의 형편과 문제에 맞춰서 일종의 맞춤 치료를 제공해야 된다는 것을 확실히 보여준 것이다. 엄마의 최면도 아이의 문제와 형편에 맞춰서 창의적으로 사용할 것을 당부한다.

사. 정신 문제와 정신병

생리적, 신체적 원인이 아니고 심리적 원인에서 오는 정신 문제나 정신병을 치료하는 방법 중의 하나로 최면을 쓴다. 불안증, 우울증, 공포증, 히스테리성 사지마비, 다중인격(multiple personality) 등이다. 단순한 스트레스, 습관, 언행, 우울함, 공포감, 갈등 해소가 아니라 진단받은 심각한 병증일 경우에는 면허가 있는 의사나 임상심리 상담사들이 최면 치료를 해주어야 하며, 이렇게 얻어진 효과가 지속되게 하기 위해서 환자로 하여금 자기최면 하는 법을 익혀 스스로 최면을 걸도록 도와주는 것이 좋다.

이 책은 전문임상가가 아닌 엄마나 아빠를 위한 것이므로 정신병 치료에 대한 것은 생략한다.

11. 자기 최면으로 새로운 행복을 창조한다

남이 나에게 최면을 유도하는 과정을 거치지 않고 자기 자신이 스스로 최면 상태로 들어가는 것을 자기최면이라고 한다. 사실 엄격하게 말하여 남이 도와주든 혼자하든 궁극적으로 모든 최면은 자기 최면이다. 왜냐하면 자기가 원하고 동의하지 않으면 최면상태에 들어갈 수 없기 때문이다.

그러나 일단 최면상태에 들어가면 그 정도와 효과는 양자 사이에 차이가 없다. 누구나 다 최면상태로 들어갈 수 있으며, 다만 그 절차와 상태와 깊이의 차이에 따른 결과의 차이가 있을 뿐이다.

자기최면의 목적은 정신과 신체의 긴장을 풀기 위해, 자기자신의 성격 변화와 인격 향상을 위해, 정신과신체를 치료하는 데 있다.

자기최면의 최면 유도방법은 어렵지 않아서 최면 전문가로부터 배운 후에 자기 나름대로 개발하고 창조해나갈 수 있다.

12. 최면암시의 고찰

최면유도(Induction)하는 방법을 몇 가지 소개하였다.

최면 유도를 한 다음, 최면 암시(suggestion)를 주는 방법도 다양하다. 최면자는 피최면자를 처음으로 대면하여 상담을 마칠 때까지 피최면자의 성격과 특징을 잘 파악한 후에 그 문제를 잘 이해하고, 피최면자의 상태와 필요와 최면 감성도에 맞추어서 최면 암시를 설정하고 진행해야 한다. 라포 (rapport) 성립이 되어야 암시가 잘 받아들여진다.

최면자의 창조력과 전문가로서 경험이 중요하다. 또 최면자와 피최면자의 신뢰는 어떤 능력이나 기술보다 더 중요한 요소이다. 이런 관점에서 볼 때 아이들의 사고와 습관을 창조해주려는 엄마는 최면적 암시를 주는 데에 있어 아주 유리하다. 아이가 누구보다 사랑하고 믿는 존재가 엄마이다. 또 엄마는 아이의 성격, 버릇, 친구 관계 등에 대해 샅샅이 잘 알고 있고 또 아이들에게 잘 받아들여질 어휘들을 익히 알고 있고 신체 감각을 어떻게 전달해주어야 할지 누구보다 잘 생각할 수 있기 때문이다.

아이들을 잘 관찰하면 좋은 생각이 수시로 떠오를 것이며 앞에 말한 간접적 은유와 알맞은 이야기와 긍정적 접근방법을 쓰기 위한 좋은 아이디어들을 잘 만들어낼 수 있다. 갈수록 최면 방법도 쉬워지고 최면 자료와 정보도 점점 늘

어날 것이다.

암시는 복잡하고 고차원적이어서는 안 된다. 오히려 간단명료하고 상식적일 수록 잘 받아들여진다. 즉각 받아들여서 행동에 옮기는 효과가 안보여도 기다려 주는 시간이 필요하다. 암시를 주면 그것은 먼저 아이의 무의식에 작용하며 무의식은 그것을 저장하는데, 그것이 아이 자신도 모르게 작용하는 데는 시간이 필요하기 때문이다.

텔레비전 광고는 고도의 최면기술이다. 짧은 순간에 수많은 사람들이 강력한 메시지를 받아 어떤 사람은 즉시 반응을 하여 물품을 구매하기도 하지만, 어떤 사람은 시간이 지난 뒤 알맞은 기회에 광고된 물건을 구입하기도 하는 것이다.

13. 엄마는 무의식 최면의 대가이다.

45여 년 동안 정신과 의사로서 정신 치료와 분석 치료를 해오면서 이 세상 모든 사람들의 문제 발생이나 성격의 형성에는 부모로부터 받은 원인과 영향이 가장 크게 작용했다는 것을 알게 되었다.

아이의 문제는 부모로부터 온 것이 대부분이며, 똑같은 문제는 다음 세대로 대물려지는 것을 확실하게 목격해왔다. 엄마에게서 물들어 만들어진 또 하나의 엄마를 만나는 경험도 여러 번 있었다.

아이는 부모가 훈육하는 대로 되었다. 부모의 일상적 행동을 기억하고 그 기억의 내용을 그대로 답습하였는데, 그것은 아이들이 의식하지 못한 채 부모에 의해 최면되어 왔다는 증거임이 확실하였다. 그 점은 부모들 자신이 진지하게 자신과 자신의 부모들의 관계를 되돌아보면 쉽게 납득이 갈 것이다.이제부터

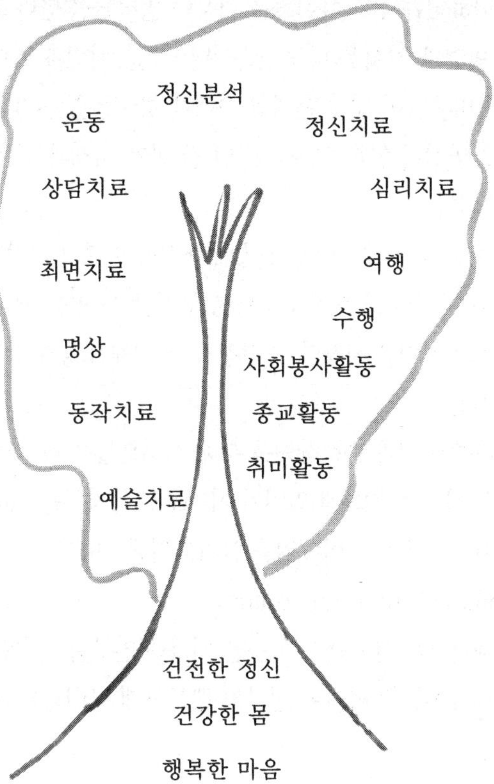

세 아이들을 양육해온 엄마로서 지나간 여정을 돌아보았습니다. 제가 미처 알지 못하여 아이들에게 해주지 못한 것, 저 자신이 잘못 판단하여 아이들에게 좋지 못한 영향을 준 것, 저 자신의 성장 과정의 문제점들과 고정된 문화와 습관된 것을 거르지 않고 전승한 것을 반성했습니다. 제게 묻어있던 허물이 그대로 아이들에게 베어든 것을 뒤늦게 발견하고 얼마나 놀랐는지 모릅니다.

잘못된 것을 고치고, 좋은 생활방식 습관으로 바꾸며 아이들가 함께 부단히 노력하고 또 수련하였습니다. 아이들을 키우는 엄마들을 만나 그들을 유심히 살피고 진솔한 의견과 경험을 나누었습니다. 그간 최면과 라이프 코우칭과 NLP를 공부했고 비롯하여 몇몇 단체의 수행에 참여하였습니다. 이곳 교육자들로부터 배우고 열심히 연습하면서 몇 년 간 관계 서적과 전문 연구 논문을 읽고 연구해왔습니다.

이 책에서 저는 되도록 쉽게 설명하였고, 핵심을 반복하고 강조하였습니다. 먼저 엄마 자신이 자신의 삶을 창조적으로 꾸려갈 수 있을 때 자녀의 건강과 행복을 위해 창조의 최면을 시작할 수 있음을 책 전체를 통해 반복하여 강조하고 호소하였습니다.

개인 상담과 가족 수련과 순회강연을 통해 여러분들을 직접 만날 기회가 있기를 바랍니다. 혹시 그런 기회를 얻기가 어려우신 독자들을 위하여 전문 상담인과 최면과 라이프 코우치의 이메일을 알려드리겠습니다.

www.bestofcoaching.com/Juliaim

앞으로도 제 자식들을 키우던 그 마음을 되살려 연구하고 수련하여, 지금 자녀들을 양육하고 계시는 엄마들이 신나고 행복하게 자녀들을 키울 수 있도록 함께 하겠습니다.

자기 자녀에게 새롭고 건전한 사고와 행동 방향과 삶의 에너지를 줄 수 있는 이 최면 방법을 기꺼이 사용할 것이라 믿는다.

다음 장에서 제시할 내용은 직접 최면유도도 아니고 전문적인 최면도 아니다. 부모가 최면을 이해하고 최면 거는 방법을 배워 자식들의 나쁜 버릇을 고쳐 건전한 습관을 들여주고, 정신적 긴장을 풀어주고, 집중해서 즐겁게 공부를 할 수 있게 하고, 희망을 가지고 자기 향상을 도모하도록 도와주는 입문서이다.

최면 전문가들도 자기 자식이나 가족이나 친구 친척에게 직접 최면 유도를 하거나 치료 목적으로 최면을 활용하는 것은 피해야 하며, 부모들 역시 직접 최면 유도를 절대로 해서는 안 된다.

이상 설명한 최면이 독자들에게 간단명료하게 이해되었기를 기대한다. 다음 장부터 실제 연습을 담당하고 있는 저자와 함께 최면을 구체적으로 공부하여 실용적이고 창조적으로 활용할 수 있기를 기대한다.

꿈을 가진 소년은 날을 수 있다

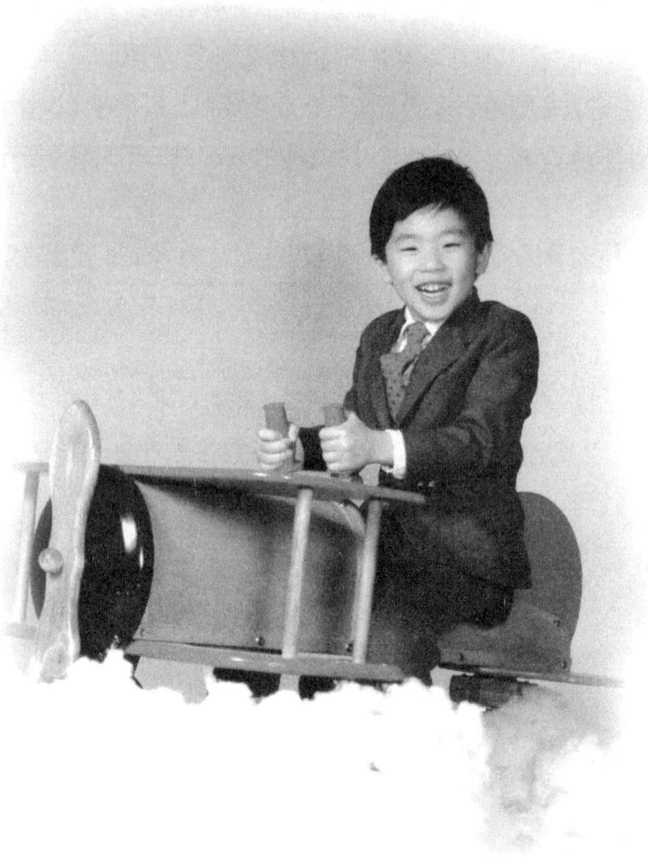

작은 아들 정우

제2편

자녀 양육을 위한 엄마의 최면

임 경 자

나는 누구인가 무엇을 원하는가

1. 나에게 남들과 다른 몸짓과 특이한 표정이 있는가?
   웃음, 시선, 앉는 태도, 걸음
2. 나는 대화의 서두나 끝에 별 의미없는 말이나 욕설을 붙이는가?
3. 나는 이래야 한다 저래야 한다 등 … 미리 결정된 생각이 항상 강하게 작용하는가?
   여자는 … 해야 한다, 돈을 벌어야 행복하다, 아침마다 구두를 닦아야 한다.
4. 화가 치밀어 오를 때 반복하여 나타나는 언행은 무엇인가?
   소리 지름, 집어던짐, 아이를 때림, 충동구매를 함, 노래부름
5. 내가 생각하는 인생이란, 사랑이란 … 주요 신념에 대한 고정된 주관은?
   인생은 고행, 인생은 나그네, 인생은 외로운 것, 사랑은 눈물의 씨앗, 사랑은 주는 것, 인생은 돈과의 싸움, 인생은 경쟁 등.
6. 나에게 어떤 형태의 공포증이 있는가?
   좁은 공간이나 밀폐 공간, 벌레, 동물, 높은 곳, 물가/물속, 사람들이 붐비는 곳, 혼자 있음, 병원, 바람부는 날, 밤 길, 술, 담배
7. 나는 어떤 것을 두려워하는가?
   실패, 친구, 사랑, 사업, 직장, 운동, 자식,
8. 내가 오랫동안 지니고 있던 자화상 어떠한가?
   외모, 자신감, 기억, 미래, 정체성
9. 나의 부모님의 일생과 나의 현재까지의 삶을 비교해보면?
   유사한 점과 반대되는 점, 공감대와 거부감, 부모님과의 관계
10. 나는 어떤 엄마가 되고 싶은가? 그 이유와 목적은?
    자상하고 부드러운 엄마, 엄격하고 실력있는 엄마, 존경받는 엄마, 친

구같은 엄마, 사회적으로 유명한 엄마, 인기있는 엄마,

11. 나는 건강한가? 나는 행복한가? 나는 앞으로 건강할 것인가? 행복할 것인가?
12. 나는 부유한가? 나는 편안한가? 앞으로 부유해질 것인가? 편안해질 것인가?
13. 나는 자신의 감정을 조절하는가? 새로운 분위기와 에너지를 창조하는가?
14. 동전의 양면, 손바닥의 양면을 바라보면 무엇을 느끼는가?
15. 공상을 할 때 어떤 상상을 주로 하고 싶은가?
16. 자신 안에 몸과 마음과 생각이 머무는 위치를 느끼는가? 임의대로 정한다면 어디에 있다고 느끼는가? 어디에 두기를 원하는가? 위, 아래, 왼쪽, 오른 쪽?
17. 특정한 것을 바라보지 않을 때 나의 시선은 어디를 향하는가?
18. 사물을 바라볼 때, 가장자리에 집중하는가? 중심에 집중하는가?

건강한 나의 아이는 꿈이 있고 신념이 있고 행복을 만끽한다.

1. 유쾌 명랑, 자신감 펑펑, 편안하고 자연스러움, 마음이 안정, 희망, 관대, 가벼움을 느낀다.
2. 건강미, 개성을 즐김, 적당한 몸매, 적절한 옷차림, 민첩한 동작, 스포츠 여가를 즐긴다.
3. 열정적으로 공부와 독서를 한다.
4. 시험은 나의 능력과 경험을 살펴보는 좋은 기회이다.
5. 자연과 모든 사람들을 통해서 나는 보다 많은 것을 느끼고, 나누고, 경험한다. 나는 그 모든 것과 함께 있어 내가 원하는 무엇이라도 원하는 대로

느끼고 경험하고 성취한다.

6. 나는 가족에게 둘도 없는 소중한 존재, 나에겐 세상 누구보다 믿고 의지할 사랑하는 그들과 함께 산다.

7. 실수/실패는 내 경험의 일부이다. 이때는 전환과 발전의 가장 좋은 기회이다.

8. 나는 다른 개성을 지닌 사람들과 아주 잘 지낸다. 당연히 100%를 즐긴다.

9. 내가 선택할 것을 명확하게 정하고 자신있게 행동으로 옮긴다.

10. 고마운 사람과 존경하는 사람들로 둘러싸여 산다.

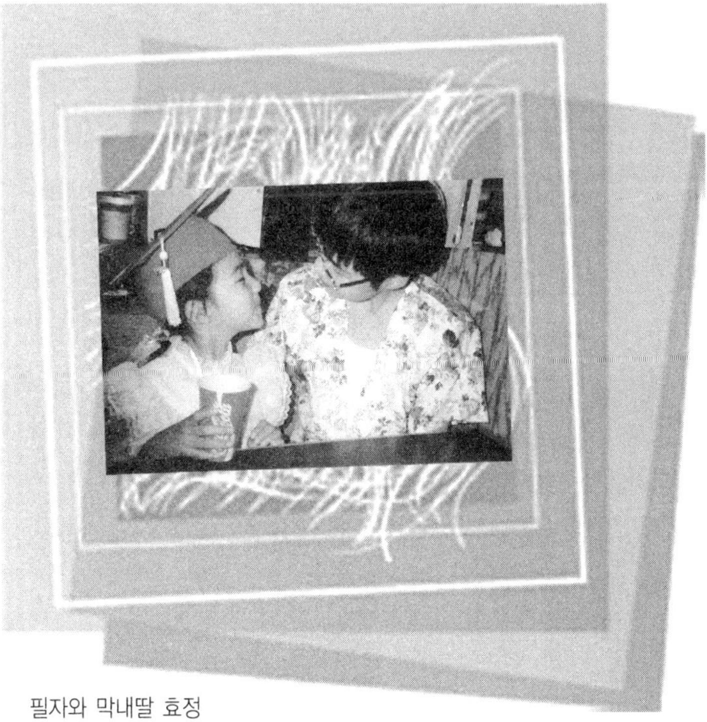

필자와 막내딸 효정

11. 언제나 어느 곳에서나 자신의 감각과 마음을 최대한 느끼고 자각한다. 자신의 느낌과 생각과 행동을 바라본다.
12. 나는 건강하다. 행복해. 이것이 내 성공의 시작이고, 나는 이것을 항상 만들고 즐기고 함께 할 거야.
13. 엄마는 최고의 라이프 코우치!

자녀 양육을 위한 엄마의 최면

〈〈〈〈인생은 경험으로 시작되고 기억으로 엮어진다
최면은 자신의 과거와 현재를 화해시키는 강력한 도구이다.
재확인된 자기 신뢰로 자신의 미래를 창조한다〉〉〉〉

I. 최면으로 창조하는 행복

1. 유전자에게 아이 인생의 승부를 묻는가?

많은 사람들이 유전자 영향으로부터 벗어나지 못한 채 살고 있다고 느끼며 원인이나 결과, 환경에 대해 많은 오류와 왜곡을 만들어 왔다. 근래에는 인간 본성에 대한 성선설이나 성악설 같은 극단적인 견해를 묻는 것에 이미 흥미를 잃었다. 전문적 토론을 거치지 않아도 우리 마음 안에 선과 악을 만드는 인자가 함께 있다는 것을 느끼고 인정한다. 아무리 분석하고 연구해도 선과 악이라는 실체는 유전자만큼이나 쉽지 않은 연구 과제이고 인간들의 심성과 사고 체계가 개개인 마다 다르다는 진리만이 확실하다.

자식을 낳아 기르는 부모들이 과학과 의학적인 전문 지식을 리서치하여 자식들과 자신 사이에 어떤 유전 현상이 존재하는가 밝히기도 어렵거니와 유전 현상이 있다 하더라도 그에 대해 어떤 태도를 가져야 할지 난감하기만 하다. 부모인 내가 현재 내 자식에게 주고 있는 환경과 여건이 내 아이에게 어떻게 전해지고 느껴지고 기억되는지에 대해서도 아이의 행동이 결과로 나타나기 전까지는 파악할 수 없다.

인간 각자에게 선천적 유전적인 인자와 후천적인 현상, 이 두 가지가 함께 포함되어 있는 것을 인정하고, 부모가 이 두 가지를 전체적 큰 그림 속에서 다루어야 한다. 생각해보라. 천부적인 것을 완전히 거부할 수 없으며, 또 지금 자신이 부모로서 자식에게 부여하고 있는 환경의 영향도 무시할 수 없다.

뉴런과 신경망과 컴퓨터와 우리의 뇌와 마음과 행동… 모두를 다 합하여 살펴보아도 자신이 당장에 쓸 수 있는 적절한 답을 쉽게 찾아볼 수가 없다. 아이들의 문제가 어디에서 시작되었는지를 아이의 수억만 개 세포를 다 뒤집어 봐도 실제로 부모가 양육에 사용할 수 있는 정보는 별로 없다. 수 많은 유전자 중에서 몇 개의 유전자가 내 아이에게 작용하고 있으며, 혹은 몇 번 째의 유전자가 어떠한 인자를 표출하는가 등, 구체적 정보를 어떻게 알 수 있으며 또한 과학적으로 어떻게 변환할 수 있을까? 도무지 감이 잡히지 않을 것이다.

또한 그러한 테스트를 거쳐 아이들의 정신과 심리와 행동을 명쾌하게 변화시킬 방법이 있다고 가정했을 때 그 방법을 활용하기 위해 부모가 당장에 할 수 있는 일과 해야 할 일은 무엇이 있을까?

최근에 결혼하는 부부가 결혼을 앞두고 DNA 테스트를 해보았노라며 그 자료를 보내왔다. 그 자료에는 상상해보지 못한 만큼의 정보가 적혀 있어서 놀라웠다. 이렇게 앞서가고 있는 세상에 우리 세대는 거북이처럼이라도 따라가기는 가는가 하는 우려도 느꼈다.

지금 놀랄만한 첨단 의학이 우리 옆에 있다 하더라도 여전히 대처해야 할 방법은 낯설기만 하다. 유전자를 불러 더하기, 빼기, 곱하기, 나누기를 할 수 있거나 그 자체를 우리의 의도대로 바꿀 수 있는 세상이 언제라도 오기는 올 것인지 의문이다.

여기까지 읽어온 독자들은 이미 자문 자답을 마쳤을 것이다. 천부적인 유전자와 후천적으로 부모가 형성해주고 있는 자아, 이 두 가지 요인이 하나가 되어 아이의 심신과 영혼에 영향을 준다는 것은 영원히 변할 수 없는 사실이라는 것이다. 급속하게 발달한 과학과 의학이 모든 이에게 도움이 되고 있는 것이 사실이기는 하지만, 우리 부모들의 눈 앞에 있는 아이에게 후천적인 자아가 형성되어 제2의 새로운 유전자를 만들어가고 있다는 사실이다. 바로 이 사실에 동의한다면 우리 자신에 대한 연구 각성과 우리 자신의 변화가 절박하다.

유전자와 후천적인 인자에 의해 살아가는 자기 자신에 대하여 알고 자신답게 살고 싶은가? 필자는 DNA 검사를 받기보다는 정신 분석을 받아 보기를 권한다. 자신의 본성을 깊이 이해할 수 있고 자신이 무엇에 치중되어 살고 있는지 어떤 특별한 면이 있는지, 자신에게 영향을 주는 것은 무엇이고 또 자신의 어떤 점이 문제인가 등을 알아 분석 과정을 거쳐 실제 삶을 경영하면 놀라운 평화와 행복을 유지할 수 있을 것이다.

자신이 느끼는 것을 그 자체로 느낄 수 있고 자신이 말하고 행동하는 의도의 원인을 볼 수 있어 인생의 주인으로 삶을 경영하게 된다. 행복하고 건강한 인생을 위해 자신이 자신에게 우선적으로 해줄 수 있는 일이 무엇인지를 파악하여 궁극적인 행복과 성공으로 스스로를 이끌어갈 수 있는 힘이 생긴다. 심리상담과 최면 치료에 앞서 정신 분석으로 전문인의 진단과 자기 발견을 할 수 있다면 자기 최면이 훨씬 깊어져서 금상첨화가 된다. 모두가 정신분석을 받아 진정한 자기 자신을 발견하여 이해하고, 정화하고 새창조할 수 있는 기회를 갖는 것이 나의 진정한 바램이지만 현실적으로 모두에게 주어지는 축복은 아니겠기에 아쉬울 따름이다.

필자가 독자들에게 다가가 가능한 한 쉽게 설명하고 반복하여 연습하게 할 이 최면 요법은 자식 양육과 부모 자신의 성장을 위해 큰 힘을 부여할 수 있을 것이다. 자녀를 최면으로 양육한다는 것은 사람의 신체와 정신, 인성과 능력을 해부하듯 나누는 것이 아니다. 그보다는 유전과 환경의 영향을 함께 받아온 인간의 전체를 있는 그대로 느끼고 이해한 후에 긍정적이고 건전한 방향으로 전환하고 개선시키는 것이다. 현존하는 그대로의 자기를 충분히 느끼고 이해하게 한 다음, 최면을 사용하여 최단 순간에 바꿀 수 있는 단순한 것도 있고 또는 서서히 지속적으로 발전해 가는 것도 있다.

2. 우리가 원하는 것은 무엇인가?

– 우리 모두의 공통된 열망은 행복과 자유를 만끽하는 것이다.

우주의 영장이라는 우리들이 벌레, 식물, 어떤 동물보다 더 자유롭고 행복하다고 느끼는가? 세상 모든 것들에는 느낌이 있고 의미가 있고 가치가 있다. 나는 언제 기쁘고 행복한가? 언제 내 자신이 편안함과 자유를 느끼는가? 나의 행복한 느낌과 의미있는 삶의 가치가 사랑하는 사람들과 어떻게 연관되어 있는가?

인간의 뇌와 마음에 가장 먼저 입력되어오는 것은 〈느끼는 것〉이다. 무엇을 어떻게 느끼는가 이다. 순수한 우리 아이들을 보라, 그들은 좋다, 나쁘다, 옳다, 그르다 등의 생각과 판단 이전에 보고 듣고 있는 그대로를 느낀다. 자신이 느낀 것, 시각적, 청각적, 신체 감각적인 것을 기억하게 되고, 그것이 경험으로 쌓이고 저장되어 있다가 의식적인 행동, 반사적인 행동, 무의식적인 반응으로 눈 깜짝하는 것보다 더 빠르게 뇌를 빠져나와 행동으로 표출된다.

우리는 어떻게 느끼느냐에 따라 삶의 질과 행복이 결정된다. 우리가 이 순간에 보고 느끼고 판단하고 행동으로 옮기는 거의 모든 것이 이미 지나간 시간에 경험된 정보의 반영이라는 사실을 깨닫게 될 때 우리는 놀라게 되며 자신의 사고와 언행을 다시 주시하게 된다.

우리가 느끼는 것 조차도 이미 경험하고 기억되고 습관된 것에 지배된다. 개인의 감성과 생각구조와 습관은 이미 형성되어 있게 마련이다. 우리의 희망은 옳은 것, 좋은 것, 이상적인 것을 선택하여 나타나게 하는 것이다. 그것은 오랫동안 수행한 사람들에게만 가능해왔지만, 우리들도 느끼는 것부터 시작하여 생각과 언행을 지난 기억과 경험에 물든 그대로가 아닌 순수하고 긍정적인 생명력을 지닌 것이 되도록 노력해야 할 것이다. 자신이 말하고 행동하는 것을 주시하고 그것의 주인, 즉 통제자가 되어야 자기답게 삶을 창조해나갈 수 있기 때문이다.

우리 모두가 자신의 삶과 자녀의 행복을 선택하고 창조하면서 살아갈 수 있게 되기를 열망하고 있다면 지나간 삶을 정화하고 새로운 습관과 행복을 창조할 수 있게 하는 최면을 시작하자.

새로운 경험을 접할 때마다 우리의 뇌와 몸과 마음은 기억하고, 생채기를 남기고, 그리움을 안는다. 영화의 한 장면을 보고도 현악기의 선율에 흠뻑 젖은 감정적 경험을 그대로 생생하게 기억한다. 보이는 것, 들리는 것, 느껴지는 것들을 긍정/부정, 왜곡/삭제, 과장/무시 과정을 거쳐서 저장하게 된다. 그것들을 저장하기 직전에 어떻게 느끼고 무엇에 집중하여야 하는지 연습을 하게 하고 다시 꺼내서 보거나 그 자료를 유용하게 사용할 수 있는 방법을 검토하게 한다. 그렇게 할 수 있게 하는 것이 바로 명상과 수행과 정신 분석 등이며 이 책에서 독자들이 접하게 될 최면 요법도 그 중의 하나라 할 수 있다.

일상적으로 활용할 수 있도록 쉽게 소개할 최면 연습으로 새로운 삶을 창조해 나가기 바란다.

3. 바탕 화면의 창조

— 매 순간 자신이 자각하는 것을 직시하라.
자신과 주변을 충분히 느껴라.
자신이 무엇을 창조하고 어떻게 만들어가고 있는지 유념하여 지켜보라
오늘 이 순간 이 일이 최초의 순간, 처음으로 하는 행위인가?
언젠가 자신이 이미 경험했던 일이었을까?
충분히 감지한 후 그 일 그대로를 직시하라.

필자는 만물은 만들어진 것이 아니라 만들어져 가는 것이라고 믿고 살고 있다. 나 자신을 한정된 〈나〉가 아니라 매 순간 창조되어 〈만들어져 가며 성장하는〉 존재라는 것을 인지하라. 더 무한한 행복과 더 큰 자유를 얻기 위하여 자신을 느끼고 살펴보는 일을 시작하라.

저절로 〈저장된〉 또는 〈기억된〉 것이 아니라 내가 스스로 〈저장했던 〉 것이라고 생각과 어휘를 바꾸자. 자신이 주체로서 행한 일들이라는 것을 먼저 인식하게 되면 과거 시제에 있는 기억이나 현재의 생각과 행동도 본인 의지와 노력으로 반드시 다시 바꿀 수 있다.

인생이란 생물적인 나이와 일반적 시간테를 따라 저절로 돌아가는 것이라 생각하며 자신의 행복과 자유를 되어가는 대로 내맡기는 어리석은 사람이 되지 말자. 발상부터 바꾸자. 어쩔 수 없었다는 식의 〈…되고...되고...〉가 아니라 나 자신 어떻게 생각하고 무엇을 행동하는가 선택하자. 일상 생활과 인간 관계에서도 스스로 기억할 것인가 잊어버릴 것인가를 선택하여 결정하는 〈나는..한다, 내가 한다〉로 바꾸자. 자각과 자성 없이 저절로 되는 일이 아니며 자신과 자녀들과 살아가는 매 순간을 느끼면서 알고 행하는 생활을 하고 모두의

행복과 자유를 위해 저장할 것인가 버릴 것인가를 선택하는 힘이 필요하다. 창조하는 지혜와 버리고 지우는 힘을 최면에서 얻을 수 있다.

매 순간에 유념하며 살지만 놓치고 실수하는 오류가 있을 수 있다. 하루하루를 새롭게 살기 위하여 하루를 마치고 잠자리에 들기 전에 그 날 하루를 아침부터 잠자리 직전까지를 돌아본다. 비디오로 영화를 보듯이 생각나는 대로 펼쳐본 후에 생각이 떠오르는 일마다에 머물러 그때 그 시점의 생각과 감정에 머물러 느껴본 후 편안히 흘러가도록 놓아주자. 나의 일부분이었던 시간이 나를 지나가는 것을 느껴주면 된다.

이 책에서 소개하는 〈날마다 명상 최면〉을 사용하여 저장하고 싶은 것과 버릴 것을 선택하여 정화해서 심신을 이완시키자. 하루를 마치고 〈날마다 명상 최면〉을 한 후에 잠을 청하면 쓰레기통을 비워 청소를 마친 마음이 되어 깨끗하여 고요해진다. 그것은 내일을 위한 새 화면을 만드는 것이다. 당신의 창조를 기다리는 새 화면인 내일이 기다리고 있다.

저녁 시간이나 잠들기 전에 아래에 소개된 방법을 따라 매일 명상 최면을 하거나 간단히 자기만의 신호와 방법을 만들어 단축된 최면을 하여도 좋다.

매일 명상과 자기 최면 은 아주 다양하기 때문에 기본이 되는 것을 소개하려 한다.

들어가기 전에 자신이 얻고자 하는 것, 피로회복, 근육 이완, 불안 해소, 신체 통증 등 미리 생각한다. 다음은 그 예이므로 본인의 필요에 맞추어 자신이 만족할 수 있고, 사용하기에 적절한 단어 또는 문구를 선택한다.

매일 명상/자기 최면 방법

1. 조용한 음악을 준비하거나 아주 조용하고 편안한 공간을 찾아 앉는다. 눈을 감아도 좋고, 한쪽 면의 벽을 고정하여 바라보아도 좋다. 잠들기 전에 침대에 누워도 좋겠다.
2. 자신의 온몸을 이완하자. 머리 가장 윗 부분 에서부터 아래로 천천히 아주 천천히 자신의 신체에 감각을 집중시켜 느껴준다. 머…리…, 앞…이…마…, 뒷…머…리, 귀…, 코…, 눈…, 입…, 앞…목…, 뒷…목…, 어…깨…, 쭈…욱 내려가면서 몸을 정성스럽게 느껴준다.…발 등, 발 바닥, 발가락 하나씩 하나씩…1,2,3,……
3. 심호흡을 시작한다. 크게… 깊이 들이 마신 공기를 온몸 끝부분까지 보내는 기분을 생생하게 느끼라. 들이마신 신선한 공기로 몸 안의 노폐물과 피로를 모두 내보내는 것을 실제처럼 생생하게 느끼라. 공기를 통해서 자신이 공급하는 이 에너지야 말로 자신에게 꼭 필요하다. 자신이 아는 자신, 자신을 위하는 자신, 자신에게 필요한 것을 만드는 힘을 보낸다. 편안함, 행복감이 온 몸으로, 몸 구석구석까지, 피부의 표면까지 전달된다.

4A. 숫자를 1에서 5까지 (또는 10까지) 센다. 1에서 5를 하나씩 세는 동안, 자신의 근육이 점점 이완되고 마음이 편안해진다. 자, 1(하 … 나 …)을 세고 호흡하면서 위의 3번 온몸 이완의 과정을 정성스럽게 한다. 그 다음 2(두...울)를 세고 다시 위의 3번의 온몸 이완을 반복한다. 자신의 몸이 느슨하게 편안해진다. 4(네…엣…)를 세고 위의 3번의 온몸 이완, 아기 호흡(복식 호흡), 신체 느끼기를 하면서 계속 이완해나가면 마음이 편안하여 행복감이 가득하다. 5(다…섯…)을 세고 위의 3번의 온몸 이완을 하여 더욱 천천히 온 몸으로 마음과 하나가 된다. 이것이 온전한 〈느끼는〉

것이다.

숨을 내쉬면서 눈을 뜬다. 기분이 상쾌하다. 몸이 가볍다. 아 행복하다. 나는 매번 이 호흡을 할 때마다 자꾸 더 편안해지고 행복하다. 온몸이 부드럽게 새로운 일을 잘 할 수 있다. 마음이 편안해서 행복하다.

4B. 자신이 가장 아름답게 기억된 장소 또는 좋아하는 곳을 택한다.

눈을 감고 위의 3번에서와 같이 숫자를 세면서 온몸 이완과 호흡을 한다. 호흡을 할 때 마음은 자신이 설정한 그 장소로 이동된다. 따뜻한 온도, 아름다운 풍경, 향기, 새 소리, 물소리, 파도소리, 하늘, 하얀 구름, 넓게 펴쳐진….그 속에서 자신을 충분히 느껴주고 즐기게 한다. 편히 쉬고 행복함을 만끽하게한다. 거듭 반복하여 3번과 같이 온몸 이완과 호흡을 하여 자신의 파라다이스로 이동하여 휴식할 때마다 몸은 조금씩 더 이완되고 마음은 더할 수 없이 편안하다. (자신의 파라다이스 설정은 가장 행복했었던 시절, 아름다왔던 장소, 영화에서 본 풍경, 여행중의 장소 등에서 가장 편안하고 아름다운 곳을 정하자, 언제든지 상상으로 그곳에 가면 휴식과 즐거움이 있다…고 자신이 믿고 있는 곳을 찾아두자)

언제든지 이렇게 눈을 감고 호흡을 하면 이곳에서 쉬고 즐긴다. 나의 휴식치, 나의 에니지를 만드는 곳에서 나는 몸과 마음을 아주 충분히 쉰다.

눈을 뜨고 일어날 때 마다 나는 몸의 근육이 이완되고 마음이 편안해져서 새로운 일을 쉽게 하고, 마음이 편안해져서 무척 행복하게 느낀다.

4C. 3번의 온몸 이완과 같이 수를 천천히 세면서 호흡을 할 때마다 자신의 상상력을 충분히 사용하라. 머리 위에서 신비한 에너지와 향기가 좋은 회복제와 같은 아주 따뜻한 물이 뿌려진다. 기분 좋은 샤워를 할 때와 같이 그 물이 전신을 적신다. 먼지를 씻어내리듯 온몸을 깨끗이 씻어

내려온다. 샤워를 마친 나의 몸은 부드럽고 아주 쾌적하다. 마음 또한 가벼워져 편안하다. 숫자를 세면서 깊은 호흡을 할 때마다 더 많이 이완되고 더 깊이까지 가볍게 편안해진다.

3번의 온몸 이완과 호흡처럼 숫자를 세고 호흡을 마칠 때 온 몸은 건조되어서 아주 경쾌하고, 가볍고 신선한 바람을 느낀다. 몸과 마음이 가벼워 새 힘을 느낀다. 아, 기분 최고로 행복해, 아주 좋아.

무엇보다 우선되어야 할 것은 부모 자신의 변화이다. 인생을 먼저 보고 느낀 부모가 자신의 기억과 정신 심리 체계를 정화하고 난 후에야 자녀들의 행복과 성장, 그리고 성공을 이끌 수 있으며 더 나아가서 자녀들의 자존과 진화를 위해 축복하는 경지에 도달할 것이다.

필자가 권유하는 매일 명상/최면으로 내 집안 주변과 나의 뇌리, 내 생각 속에 불필요한 것들, 버려야 할 것들을 정화하면 마음은 청소 정리된 집안과 같이 된다. 매 순간마다 자신의 인생을 깨끗한 백지에 자신의 느낌과 이야기를 새롭고 생생한 색깔의 그림으로 그려 나갈 수 있다.

명상/최면을 처음 할 때에는 시간도 걸리고 생소하지만 계속하다 보면 잠깐의 호흡과 최면으로도 심신의 이완과 정화를 함으로써 새로운 에너지를 창조할 수 있다.

컴퓨터에 늘 깔아두는 바탕 화면처럼 나의 신체와 뇌리와 생각과 기억에도 맑고 밝고 행복한 바탕 화면으로 바꾸어 놓기 위하여 이 책에서 소개하는 최면을 활용하라. 또한 오늘 당신은 자신은 어떤 바탕화면을 새로 창조할 것인가 에 대하여 매 순간 힘을 발견하게 되고 책의 끝부분을 읽을 즈음이면 새로운 화면을 클릭(!)할 것이다.

4. 나누기 · 빼기와 더하기 · 곱하기

〈〈우리는 밝고 따뜻하고 행복한 삶을 원한다〉〉

함께 산에 오른다고 해서 모두가 같은 풍경에 감동을 느끼고 같은 기억을 추억하게 되는 것이 아니다. 험악한 일이 벌어지는 현장에 함께 있었다 하여도 개개인이 그것을 느끼고 그에 대해 반응하는 것이 다르며 대처하고 극복하는 것도 다르다. 우리 모두가 다르고 다르다. 체력, 정신의 상태, 정서 감각의 정도에 따라 다르고 개성 취미 목적에 따라 다르다.

삶의 목표가 행복과 자유를 성취하는 것이고, 그것을 어떻게 성취하고 만족하게 영위할 수 있느냐는 각자의 창의성에 달려있다. 이제 부모들은 아이의 심신을 양육하는 최선의 지성과 수행을 갖추어 자녀에게 후천적 유전자를 그들 정신과 생활 습관 안에 만들어 주자.

정신 심리 치료에 종사하는 전문인들 중에도 자신의 질환이나 고약한 습관과 힘든 성격때문에 고뇌하는 이들도 있으며, 최면 시료자들 중에도 자신이 담배를 끊지 못하거나 체중 조절을 못하여 피상담자들을 실망시키기도 한다. 개개인 인생은 어디까지나 '나' 자신이 하기 나름이라는 것이 분명하며, 인생은 자신이 자신에게 부여하는 시간과 노력으로 이루어 나가는 것이다. 각자의 인생이 주관적으로 얼마나 행복한가에 주목하고, 그 주관적이고 독립된 개인들이 객관적으로도 얼마만큼 이해받고 인정받느냐에 따라 그 성취도와 행복 지수는 높아진다.

이 책은 최면 전문인을 양성하기 위한 것이 아니다. 독자 자신이 자신에게서 창의력과 바른 신념을 부여하는 힘을 발견하도록 도와주고자 한다. 전 인생을 돌아보아 자신의 기억과 정보 체계를 이해하고, 현재 자신의 상태를 바로 보고 미래의 자신을 설계할 수 있게 한다.

지나간 어린 시절 또는 과거의 모든 정보를 찾고자 신체를 분해해 가는 것이 도움이 될까? 아무리 선명한 흉터가 몸에 남아 있다 하더라도 거기서 어떤 기억을 읽어낼 수는 없다. 우리의 정신과 마음의 도움 없이는 아무 것도 알 수 없다. 우리의 뇌는 우리의 마음과 함께 일해오면서 마치 컴퓨터의 스캐너처럼 우리의 일들을 촬영해왔다. 우리의 뇌는 우리의 오감에 생각과 감정을 포함하여 종합 예술로 연출된 영화처럼 저장하고 있는 것이다.

자, 쉬운 산수 셈 연습을 하나 해보자.

빼고 나누고… 그리고 더하고 곱하고… 어려운 수학이 아닌 단순한 숫자를 연상하면서 자신의 마음을 다루어 보자. 우리에게 저해되는 부정적인 사고나 잘못된 습관이 보이면 그것을 미루지 말고 고치고 바꾸어 나가자. 오늘 하루를 힘들게 방해하고 우리가 희망하는 내일의 꿈을 해치기 때문이다. 우리 자신들이 저장할까 말까 하는 선택을 하기 위해 자문자답할 때 Yes/No 버튼을 자신의 마음 문 쪽에 상상으로 설치해 두고 부딪히는 일이나 감정에서 명쾌하게 빼기 나누기를 해보라.

자신이 명확하게 선택한 에너지와 기억은 자신의 삶과 가족과 주변에 강한 파장으로 보내지기 때문이다. 일상의 사소한 일에서 절박한 문제에 이르기까지 예외 없이 적용되므로 선택하고 버리는 연습을 어린 날 공부했던 산수 셈과 같이 응용하여 사용해보라. 버리고 싶은 것, 용서하고 싶은 것, 온갖 상처되는 일, 아픔, 모순, 왜곡 등을 빼기와 나누기로 깔끔하게 정리하여 〈0〉 제로로 만들고 하루를 마치자.

빼기

하루 일과를 마친 저녁 시간 현대인에게 쌓인 스트레스는 대동소이하다. 어린이들도 아침부터 빨리 빨리, 더 많이 조금 더 많이, 더 크게, 더 멀리 등에 시달린다. 어떤 문제에 부딪쳤을 때에 흔히 여러가지 일들이 연관되어 있기에 한꺼번에 통째로 해소하기보다는 하나씩 하나씩 구체적으로 풀어나가는 것이 바람직하다.

(최면 명상에 들어가기 전에 잠깐 뺄셈, 빼기에 대해 생각해보자)

1. 하루 일과를 마치고 휴식하는 마음으로 책상에 앉거나 잠들기 전에 침대 위에 누워서 시작할 수 있다.
2. 오늘 하루 생활 중에서 애쓰지 않아도 떠오르는 일이 있을 것이다. 그 일이 아마도 감정을 클릭했었을 것이고 내일을 걱정하게 만들 수도 있을 것이다. (단어 또는 간단한 문장으로 설정한다)
   - 예) 지각했음, 다투었음, 전화기를 떨어뜨려 부서졌음, 상사에게 꾸중들었음, 보고할 서류 미비, 피로감, 식욕 감소, 주말이 기다려져 정신집중이 인됨
3. 2번에서 설정된 사항을 간추려서 리스트를 만든다.
   책상에 앉았을 때에는 글씨로 쓰면서 해도 좋고, 침대에 누워서 할 때에는 맞은 편 벽에 적어 내리듯 상상해도 되고, 눈을 감은 채라면 상상의 백지에 쓴다고 가정하라
4. 그 리스트에서 하나씩 떠올리면서 그 때 그 자리 그 감정으로 돌아가자.
   그 일이 있었던 그 때 그대로를 충분히 생생하게 느껴준다.
5. 그 감정과 의미가 충분히 느껴졌으면 〈빼기 X…〉 소리내어 말한다. 또는

칠판 지우개를 들고 〈빼기 X…〉를 지워서 뺀다.

6. 리스트에 하나도 남지 않을 때까지 4와 5를 천천히 이행한다.
7. 리스트에 있던 것을 다 빼고 난 후에 자신의 몸에 주의를 집중한다. 자신의 감각과 마음을 자신의 머리부터 천천히 옮겨 내려온다. 몸의 다른 부위에 감각을 생생하게 느껴주고 피부와 세포까지 느끼고 있음을 상상한다.
8. 머리에서 시작한 7의 과정이 발끝에 도달하였을 때 발가락을 자연스럽게 움직여서 20-30초 정도 자유로운 웨이브로 흔들어 주는 것으로 마무리한다.
9. 하루의 일들, 감정들을 다 빼고 난 후, 자신의 몸을 느껴주고 긴장을 이완시켰다. 내일은 새로운 몸과 기분으로 새 힘을 가지고 시작한다.

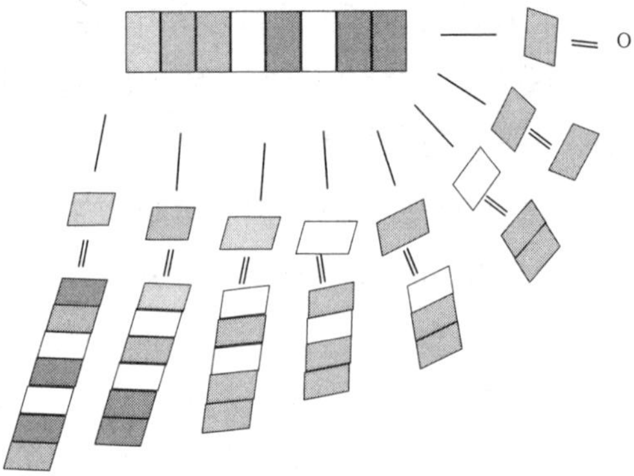

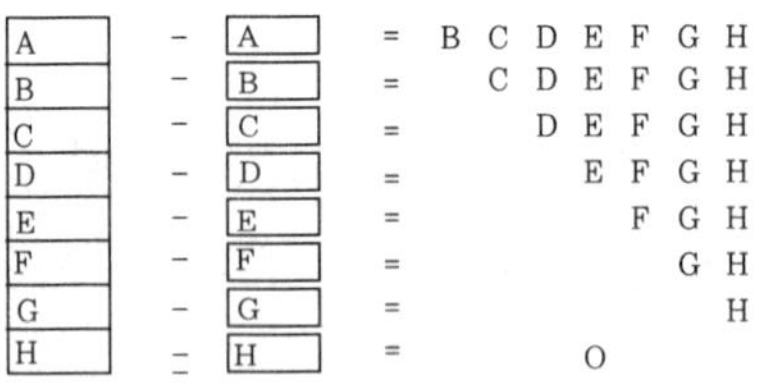

나누기

1. 직면하고 있는 문제를 진지하게 생각한다. 문제의 성격과 핵심과 연관된 이슈를 1-10의 치수를 만들어 중요도에 따라 분류한다.

 예) 아침 출근 길에 자동차 접촉 사고가 났다.

 A. 경찰보고서 (10 / 반드시 작성되어야 하므로)

 B. 상대에게 배상하게 될 자동차 고칠 비용 (2 / 보험에서 해결하게 되므로)

 C. 내 자동차 고치는데 들 비용 (2 / 보험에서 해결하게 되므로)

 D. 자동차 없이 출근해야 할 기간 (7 / 버스와 전철이 마땅치 않음)

 E. 보험에 보고할 일 (9 / 신속히 해야 함)

 F. 빈번한 사고로 가족들에게 닫게 된 비난과 염려 (8 / 가족에게 가장 중요한 문제가 편안과 안전임)

 G. 사고로 인해 아침 첫 미팅에 불참 (5 / 이미 지나간 일이고 합당한 대체 방안을 택함)

2. 1-10의 지수가 높은 것부터 생각하기 시작한다.

 예) A (10) 경찰보고서 … 모두가 당연히 해야 할 법행정적인 것이므로 감정을 올리는 일 없이 작성하도록 한다.

 E (9) 보험 보고 … 신속히 하여서 명쾌히 처리되도록 한다

 F (8) 가족들 … 참 미안하다. 앞으로 조심하여야겠다.

 D (7) 가족 일원이나 회사 동료에게 협조를 구하거나 마음 먹고 운동을 할 결심으로 오래 걸리지 않을 단 몇 일이므로 운동삼아 버스 정류장이나 전철역까지 걷는다. 오랫만에 체력 테스트한다 셈치자

G (5) 미팅에 불참 … 악의없이 일어난 사고 때문이었으므로, 동료나 상사에게 이해와 도움을 청하여 밀린 일이나 부족한 정보를 잘 처리하도록 한다.

B, C (2) 자동차 고칠 비용 … 인명 상해가 없어서 얼마나 다행인지에 대해 다시 한번 느낀다. 자동차 고칠 비용은 보험에서 지불하게 될 것이므로 안심을 할 수 있는 부문임을 인식하고, 의식적으로 다행임을 최대한으로 크게 하여 느낀다.

3. 위의 사항 중에서 해결이 쉬운 것부터 하나씩 나누어서 분산시킨다.

예) A는 사고 현장에서 보고되었으니 해결되었고…

E는 몇 번의 사고로 낯설지 않으니 쉽게 할 수 있겠네 …

B, C는 … 보험 처리 될 터이니 더 이상 마음에 두지 말자 …

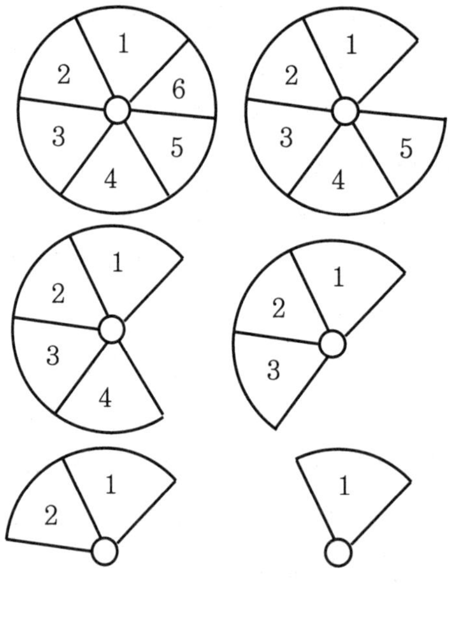

F는 가족들에게...한 사람씩 떠올리고, 주로 비난을 많이 한 사람에게 상대적으로 많이 느껴주고 미안한 마음을 보낸다. 가족 중 한 사람을 떠올리고 염려해준 그 상대에게 고마움을 충분히 보낸다. 가족 모두에게 내가 끼친 걱정을 느껴보고 나의 사랑을 마음 속에 큰 원으로 그리거나 꽃으로 그려서 보낸다.

D는 합승이 가능하면 이 기회에 대화를 많이 나누어 좋은 관계를 가질 수 있겠고, 걸어서 버스정류장까지 가는 것도 건강에 좋겠다.

G는 중요한 미팅이었다. 동료에게 자세한 내용을 물어서 차질이 없도록 해야겠다. 나의 순발력과 대처 능력이 돋보일 것이다. 나는 잘 보충할 자신이 있다.

이 세상에 있을 수 없는 일은 하나도 일어나지 않는다. 어떤 일이든 간에 문제가 있으면 해결책이 있다, 좋은 일도 나쁜 일도, 성공적인 일도 실패한 일 어떤 일이라 해도 그 일에서 우리는 배우고 정화하며 살아간다. 그 모든 것은 경험의 일부분이며 우리 인생의 성장과 성숙은 그 경험을 통해서만 가능하기 때문이다. 또한 어떤 일이나 감정이라도 그 자리에 고정되거나 그 시점에서 끝나지 않고 지나가게 된다. 모든 일은 우리를 앞으로 나아가게 하고, 나의 경험을 증가시켜 발전하게 한다. 나는 이런 일을 담담하게 처리해나가면서 발전하고 강해져서 성공하고 행복해질 것이다.

4. 위의 3번을 마친 후에 아침 접촉 사고가 났던 그 현장으로 가는 상상을 해보라. 10-20초쯤 바라보다가 다시 지금 이곳으로 돌아온다.
5. 자신의 얼굴 전면에 감각을 집중한다. 이마, 눈썹, 속 눈썹, 눈가, 눈동자, 코, 코 구멍, 인중, 입술, 입가, 왼쪽 볼, 오른 쪽 볼, 왼쪽 귀, 오른 쪽 귀, 왼쪽 귀에서 턱으로 내려오는 선, 오른 쪽 귀에서 턱으로 내려오는 선......천

천히 감각으로 만져본다.

6. 그렇게 만져본 후에 다시 처음으로 돌아가 이번에는 의식적으로 근육을 이완시킨다. 처음 이 연습을 하는 사람이면 거울 앞에 서서 자신의 얼굴 근육이 이완되는 것을 눈으로 지켜보면서 시행해보기를 권한다. 자신도 놀랍도록 다르게 이완되는 얼굴 근육을 확인하게 될 것이며 이에 따라 자신의 감정과 정신이 편안하게 되는 것을 생생하게 느낄 것이다.
7. 6의 과정을 마친 후 양손으로 얼굴을 어루만져 준 후에 휴식을 하거나 일상으로 돌아간다. 새 기분 새 의욕으로 확실히 즐겁게 일 처리를 하게 된다.

더하기 와 곱하기

자신감이 없을 때 일시적으로 기운이 약해지거나 기분이 저조해지는 것을 느낄 때 순간적으로 자기 암시를 활용한다. 자신의 현재 에너지에 더하고 더하고 곱하고 곱해서 강하고 명랑하며 에너지 넘치도록 변환시키는 연습이다.

뒷장에 소개될 〈푸하하하/손바닥 뒤집기/입김으로 글씨 쓰기/하나 둘 셋 딱!/눈 사람〉 부분과 함께 독자들이 자유롭게 응용해서 사용한다.

5. 엄마 열정이 최면의 근본 에너지

과학에 기대하는 해결책이 우리의 양육 현장에 얼마나 신속하고 실제적으로 영향을 줄 것이고 어떻게 실현될 것인지 독자들은 짐작하고 남을 것이다. 우리가 어렸을 때 공상 영화를 보면서 이런 일이 있을 수 있을까 하며 고개를 갸우뚱하던 일이 머리에 흰 서리가 내리기 시작한 이 나이에 실현되는 것을 보게 되는 것처럼 지금 과학저널에 가설적으로 발표된 내용들도 언젠가는 현실화될 것을 희망해볼 수는 있을 것이다.

그러나 무작정 위대한 이론과 혁신적인 가설이 현실화되기만을 기다릴 것인가? 아이들은 날마다 자라나고 일상 생활의 문제들이 부모들 앞에는 놓여있다.

내 아이 성장과 행복을 과학의 발전이나 사회의 결단에만 맡겨둘 수는 없다. 지금 우리는 엄마의 확고한 신념과 사랑이 무엇 보다 힘 있고 확실하다는 진실을 믿고 실질적 변화를 시작하여야 한다. 동서양 어느 시대에서도 엄마의 약손이 아이들을 치유해왔듯이 최면을 사용하면 아이들의 몸과 정신을 길러줄 힘(무기)를 확실히 확보해줄 수 있다. 이 책을 통해 독자들은 엄마의 최면이라는 지혜로운 힘, 강력한 도구 하나를 얻게 될 것이니 이제부터 엄마 최면을 건전하고 조심스럽게 사용하여 자녀 양육에 성공하는 행복을 누리기 바란다.

*〈〈〈〈인생은 경험과 기억으로 시작되고 엮어진다.
최면은 자신의 과거와 현재를 화해시키고 정화시킬 수 있는 강력한 도구이다.
확인된 자기 신뢰로 자신의 미래를 창조한다.〉〉〉〉*

6. 엄마 자신의 점검

자신이 양육된 과정을 통해 찾아내는 최면의 실체

상담을 통해 성장 과정에서의 경험과 기억이 모든 사람에게 얼마나 지대한 영향을 끼쳐왔는가를 절감하게 되었다. 그에 대해 책을 쓴다면 여러 권의 분량

이 될 것이다. 이 책을 접하는 독자들에게 무엇보다 우선적으로 본인들 성장 과정을 직접 돌아보기를 권한다. 부모가 자신의 어린 날을 돌아보면 아이들 양육 중 맞게 되는 매 순간에 무엇을 어떻게 최면해야 할 것인가를 쉽게 깨달을 수 있을 것이다.

–부모님은 몸과 마음을 다해 나를 키워주셨다. 신체적 건강과 정신적인 긍지를 주셨고, 아름다운 추억과 지울 수 없는 아픔도 함께 남아 있다. 또한 성격, 지성, 사고방식, 습관도 어린 시절부터 형성되어 온 것이다. 특히 예리한 상처에 대한 기억, 불신과 모순과 위선의 경험들은 성인이 된 지금에도 그대로 남아 있다. 그것들은 하나가 되어 나의 체형과 체질, 성격이 되었다.

–까닭없이 분노하고 갈등과 고통을 반사적으로 느끼고 반응한다면 자신의 성장 과정에서의 기억과 경험을 들여다 보라. 아마도 부모 또는 가족들에게서 그리고 교사나 친구들과의 관계에서 그 원인이 만들어졌을 것이다.

– 열등감과 패배감, 불안감과 불신, 부정적인 생각, 공격적인 성격, 과격한 행동이나 우월감, 자만과 방종, 위약감과 우울감, 소외감, 자포자기 등 감정의 기복에 대해 주시한다. 왜? 이런 감정들이 자주 나를 엄습하는가? 무엇이? 나를 그렇게 느끼도록 만드는가? 언제 어디에서 나는 이런 일을 반복하는가? 이런 사항들을 세심하게 알아차린 후에야 기복있는 감정을 벗어나는 조치를 시작할 수 있을 것이다.

–자신의 기억을 더듬어 내려가보라. 하루 전, 일주일 전, 6개월 전, 1년 전, 5년 전, 10년 전, 15년 전, 20년 전 … 그때 시각적 기억, 느낌, 떠오르는 주변, 들려오던 소리, 음성, 자신이 느꼈던 분위기, 감정, 신체의 느낌 들을 차근차근 기억하라. 그 일이 처음 있었던 때, 최고로 강한 영향을 미친 때, 최초로 느낀 일, 가장 충격적인 일에 집중하여 그 속의 자신을 생생하게

느껴보고 지금 자신에게 남아있는 기억과 감정을 살펴보자

–가까운 가족들과 일상생활로 화면을 바꾸어 자신의 성장과정에서 기억들과 번갈아서 생각해보라. 자신이 성장했을 때와 똑같은 시나리오가 보일 때가 많고 그와는 전혀 반대되는 현상으로 진행되는 경우도 있으나 분명한 것은 자신의 성장과정이 지금 내 아이의 성장 과정에도 엄청난 영향을 주고 있다는 사실이다.

–세 살 버릇 여든까지 간다는 말은 부모의 양육이 신생아에서부터 시작되지만 여든까지 계속된다는 뜻으로 믿어주면 좋겠다. 왜냐하면 성인이 되어 부모 곁을 떠나도 그들의 몸과 기억에는 이미 부모로부터 받은 모든 정보와 습관이 체계화되어 있기에 그 버릇은 여든까지 갈 수 밖에 없는 것이다. 우리의 부모가 우리의 할머니 할아버지로부터 그것들을 받았고, 우리가 우리의 부모로부터 받았으며, 우리는 지금 우리의 자식들에게 같은 정보와 습관을 입력을 하고 있는 것이다. 피는 못 속인다는 말은 다만 유전자의 계승만을 지칭하는 것은 아니라는 사실을 독자들은 이제 통감할 것이다.

–아이에게 엄마인 나는, 나를 양육하던 나의 엄마를 재현하는 것은 아닌가? 물론 좋은 양육법도 있겠고, 무의식적으로 튀어나오는 반사적인 감정 노출도 있을 것이다. 그리고 알아차릴 겨를 없이 아무것도 거르지 않고 하는 행위도 있겠고, 정해진 의도하에 무작정 자신의 부모가 했던 정 반대로 아이를 키우는 현상도 있다. 자신이 매 순간 엄마로서 일을 결정하고 진행하는 모습에 유의하면 자신에게서 치유가 필요한 점을 찾아낼 것이다. 어떤 내담자는 이 과정을 마친 후, "내 아이를 나와 같은 쌍둥이로 키워온 것 같다." 고 고백하였다.

–자신의 성장 과정에서 발견한 일, 오래 전에 일어난 일과 기억과 고통을

찾아내어 충분히 인지하고 그 때 그 나이 그 장소 그 상황을 진지하게 느껴준다. 다음은 장면을 바꾸어 그 때 그 상태를, 자식을 키우는 엄마인 현재의 자신의 입장(예를 들어 35세)에서 이해하고, 옛날 자기가 어렸을 때(5살)의 엄마가 되어 그 일을 화해하고 극복하는 힘을 발휘한다.

보충 설명을 붙이자면, 5살 때의 기억에서 엄청난 상처를 발견했다면, 그 5살 때로 돌아간다. 이제는 어린 5살 짜리가 아니라 35세의 어른 즉 엄마의 존재로서 5살짜리의 아이를 달래주고 이해시키고 긍정적인 강력한 최면으로 감정과 생각의 방향을 바꾸어준다.

1) 첫 번째의 예문 … 그 때 그 나이 그 장소 그 상황을 진지하게 느껴준다

"그래, 5살이었던 네가 참 아팠겠다 … 그래서 많이 울었네 … 이제 그만 울어 … 고함을 지른 아빠 목소리 … 그래 나도 듣고 있어 … 추워서 떨었지? 캄캄한 방에서…" (생략)

2) 두 번째의 예문 … 자기가 어렸을 때(5살)의 엄마가 되어 그 일을 화해하고 극복하는 힘을 발휘한다.

"미안해, 아빠의 지나친 행동을 엄마가 그냥 지나쳐버렸구나. 너의 아픈 데를 만져주고 너를 꼬옥 안아줬어야 하였어… 너를 혼자 울게 내버려두었어, 미안해 … 그러나 이제 너는 더 이상 조그만 아이가 아니야. 이제 너의 의견을 주장할 수도 있고 그 같은 상황에서 물리칠 수도 있어. 그 때의 아빠는 20대 후반의 미숙한 남자였단다. 자녀 양육의 경험이 없었어. 너를 사랑하였지만 그런 잘못을 했구나 … (중략) … 자, 이제 모두를 이해하였지? 용서하지? 너는 건강하고 밝은 여성이야. 이제 너의 아이를 건강하고 행복하게 키울 어엿한 엄마 … 아, 기대된다 … 나의 아이와 함께 할 삶 … 생략 …"

이 과정이 엄마 자신이 자신의 과거에 입력된 부정적인 정보를 없애고 상처를 치유하여 긍정적인 자신으로 변화시켜가는 방법이다.

〈어린 시절의 치유와 새 삶의 창조〉 를 참조하라

어린시절 치유와 새 삶의 창조

—우리가 과거로 가는 버스와 미래로 가는 버스를 선택하여 탈 수 있다면?

—우리가 도착할 그 장소를 지금 내가 창조할 수 있다면?

—그 여행을 위해 어떤 준비를 할까?

어린 시절로 떠나는 여행 (어린 시절의 치유)

현재 나이에서 어린 시절로 돌아간다. 그때 그 일이 있었던 그 자리에서 있었던 일, 느꼈던 것, 지금 현재까지 기억되어 영향을 미치는 일들을 진지하게 살핀다. 자신의 지나온 여정으로 돌아가는 추억 여행과 같다. 이 여행을 하는 동안 의식적으로 기억하고 있는 일이나 느끼고 있는 일 외에 잠재되어 있던 일과 감정, 기억을 찾을 수도 있다. 많은 경우에 자신이 평소에 기억하고 느꼈던 일 중에서 자신이 스스로 잘못 기억해왔거나 왜곡/삭제/과장 해온 부분을 발견할 수 있는데, 상담자들은 이것을 보너스 축복이라고 말하곤 한다. 과거는 지나갔고 더 이상 현재에 존재하진 않지만 그것이 우리 잠재의식에 기억되어 반사하듯 현실 삶에 영향을 미치고 있다.

이제 그 어린 시절로 돌아가 자신의 성장 과정을 지금 성인이 된 엄마로서 비디오 테이프를 돌려 보듯이 살펴보자.

1. 편안하게 기대 앉는다. 맞은 편 벽이나 창 밖의 하늘을 보거나 눈을 감아도 좋다.
2. 자연스럽고 가벼운 호흡을 하며 자신의 호흡에 마음을 집중하라. 호흡이 가라앉고 몸과 마음이 안정되면 눈을 감는다.
3. 자신의 윗머리부분부터 천천히 집중된 감각을 몸의 피부바깥쪽으로 옮긴다. 머리(머리꼭대기, 왼쪽 옆머리, 오른 쪽 옆머리, 뒷머리, 목덜미) … 얼굴(이마의 중앙, 이마 왼쪽 옆, 이마의 오른쪽 옆, 눈썹, 눈두덩이, 속눈썹, 왼쪽 눈가, 오른 쪽 눈가) … 코(윗부분, 코 옆부분, 콧 구멍) … 입술 (윗 입술, 입가, 아랫 입술) … 턱 … 귀 (왼쪽 귀, 오른쪽 귀) … 목(앞 목, 뒷목) … 등 섬세하고 정성스럽게 내려가면서 자신의 몸에 대한 감각을 옮긴다.
4. 감각을 옮겨 갈 때마다 〈나는 나 자신의 근육과 정신을 이완시킨다 〉 라고 말하라. 소리내어 말해도 되고 마음 속으로 말해도 좋다.
5. 발 끝까지 내려가서 발가락에 도착했을 때, 10개의 발가락을 동시에 10-20초 정도 움직여주어 온몸이 이완되었다는 신호로 느껴준다.
6. 심호흡을 아기호흡(복식 호흡)으로 5-10번을 하는 동안 심신은 더욱 이완되며 마음이 더욱 편안해진다. 호흡의 횟수가 더해지면서 마음은 더 이완되며... 깊이 더 깊이 이완된다.
7. 자, 나는 ( ) 살, (   )에 살고 있고 ( )에서 일하며, ( ) ( ) 가족들과 ( ) ( ) 친구들이 있다… 현재의 나를 두루두루 둘러보고 생각하고 느껴준다. 얼굴 모습, 음성, 성격, 건강 상태, 경제 상태, 희망사항, 불만사항 등.
8. 눈 앞에 길이 있다고 상상하자. 자신이 숲 속을 좋아하면 숲길, 바닷가를 좋아하면 바닷길을 상상하고, 갈대 숲길이나 좁은 오솔길도 좋다. 나무들이 쭉 서 있다면 나무 하나를 지날 때마다 1년 또는 5년씩이 지난다고 기

준을 만들어두어도 좋다.

자, 심호흡을 하고 1년 전으로 걸어 들어간다. 그때 무슨 일이 있었더라? 어디에 있는가? 누구와 함께 있지? 나는 어떤 옷을 입었지? 무슨 소리가 들렸나? 나는 즐거웠나? 화가 나있는가? 건강한가? 조용히 아주 고요한 마음으로 살펴보라. 마음의 눈으로 보이는 그 광경을 섬세하게 느껴주고, 그 일, 그 사람, 그 느낌을 기억하라.

9. 2년 전, 3년 전 … 5년 전, 7년 전, 10년 전, 15년 전 … 임의적으로 의도적으로 정해둔 그 시점으로 걸어 들어가면서 위의 8번과 같이 진지하게 살펴보고 느껴준 후에 그때에 보고 듣고 느낀 것 그 모든 것을 기억해 둔다.

10. 자신의 기억이 멈춰지는 나이까지 들어갔으면 그 자리에서 심호흡을 한다. 그 어린 자신을 향해 아주 따뜻한 미소로 인사를 청한다. 그 천진하고 귀여운 아이에게 성인이 된 내가 말을 건넨다. 기억되어 떠오르는 일에 충분히 머물러 둘러보고 느껴보고 기억한다. 자신이 평소에 궁금했던 일들을 찾아 본다. 그때의 날씨, 온도, 그 자리에 있었던 사람들, 이름, 나이, 기분, 표정, 자신에게 있었던 일, 무엇이 기억으로 남아있는지 파악이 되었으면 그 상태의 감정에 충실하고 충분히 그 상태의 기분을 느낀다.

11. 이제 아까와는 거꾸로, 나이를 먹어 자라나는 시간으로 돌아 나오기 시작한다.

 3살, 4살, 5살, 7살 … 자신에게 맨 처음 있었던 일, 혹은 인상적인 일, 황홀한 일, 충격적인 일, 슬픈 일, 분노가 치민 일 등을 만났을 때, 용서할 수 없는 대상이 떠올랐거나 감정이 격해질 때는 잠깐 멈추고 심호흡을 한다.

12. 그 시간, 그 곳에서 그 때 그 나이인 자신에게 지금의 내가 말을 건넨다. 이해해주고 위로해주고 용기를 주고 사과하고 미안해하고 사랑을 표하

고 고마워 라고 말한다.

(어떤 일에 마주쳤을 때 그때가 치유와 변환의 중요한 시점이다.)

예A) 매맞는 현장을 떠올렸을 때와 성폭행/강간의 현장을 떠올렸을 때에는 성인인 자신이 아주 강력하게 지난 날의 자신인 그 어린 아이를 보호하고 맞서서 대상과 싸워서 이겨낸다. 그리고 그 대상에게 외쳐 말한다. 다시는 (나, ㅇㅇ)를 접촉할 수 없고 만날 수도 없으니 썩 꺼져 버리라고 명령한다.

그 대상이 부모 중의 한 사람이거나 지금 현재 함께 사는 가족중의 일원일 경우에는 용서의 기회를 부여하여도 좋다. 어린 자신에게 현재의 내가 타이르고 설득하는 것이다. "저 ( )라는 사람은 젊은 날 무지했고 경험없는 나이에 자신을 통제 못한 채 살아왔단다. 너를 사랑하지 않아서라기 보다 자신마저 모르고 세상의 귀한 진리와 사랑을 접하지 못한 불쌍한 인간이란다. 저 비천하고 가여운 인간을 네가 용서해줄 수 있으면 다행이겠다. 용서할 수 없더라도 그냥 기억에서 놓아 주어라. 이 아픈 기억을 가지고 있을 가치가 없다, 그렇지? 너를 때린 ( )이 자신을 반성하고 새 인생, 새 인성을 찾아서 좋은 ( ), 좋은 인생을 살도록 우리 기원해주자. 너에겐 밝은 미래가 있고 ( )보다 훨씬 행복한 삶을 살거야. 너는 착하고 아름다운 사람이야, 너는 행복하게 살 권리가 있어."

예 B) 집안의 경사였거나 굉장한 이벤트에서 대단히 격조된 만족감과 행복을 느낀 때를 접하면 아주 충분히 그 기분을 즐겨라. 그 속에서 그 때, 그 자리의 추억과 따뜻하고 평화로웠던 마음을 그대로 받아 안아라. 그 때 노랫소리, 웃음소리, 얼굴마다 활짝 핀 웃음, 아름다운 꽃 장식, 실내에 가득한 불빛과 음식 냄새, 여러 사람들로부터 받았던 칭찬과 축하 인사 … 등을 만끽하라. 때로는 그때가 그립고 아쉬워 눈물지을 것이다.

자, 이제 현재의 내가 지난 날의 어린 자신에게 다정하고 의젓하게 대화해주자. "참 좋은 추억이야 넌 축복받은 아이지, 이 아름다운 때를 지나 성장한 네가 얼마나 귀한 존재인지 알겠지? 이 온유함과 편안함을 잘 간직하고 이 때 이 사람들과 일들을 이제 이별할 시간이야. 너는 앞으로 이처럼 좋은 시간과 다정한 사람들을 더 많이 만나고 더 많은 사랑을 경험할 수 있을 거야. 앞으로도 얼마든지 이렇게 행복한 일이 있겠고 좋은 사람들을 더 많이 만날 거야, 그렇지?"

(때때로 사람들은 자신의 과거의 행복과 영광에 대한 추억으로 유쾌해하기도 하지만 만족스럽지 못한 현재에 대해 슬퍼하기도 한다. 과거의 행복과 영광을 현재에 갖추지 못한 것에 대한 불만이 유치하게 표현되어 나오는 다양한 사례를 만난다.)

예C) 큰 잘못, 실수를 하여 창피를 당한 때 … 누군가에게 책망을 듣고 있는가? 자신의 얼굴이 확확 달아오르고 눈물이 쏟아지는가? 가슴이 떨리고 몸이 경직되는 것을 느끼는가? 상대의 화난 표정에 시선을 내렸는가? 실내/실외가 어두웠는가? 날씨는 추웠는가? 따뜻했는가?

"아이고 그랬구나, 그런 일이 … 있었네 … 괜찮아 누구든지 있을 수 있는 일이야, 암 … 그렇지 … 그리고 ( )가 화난 것은 이제 오래전의 일이야. 아마 지금 그 일을 생각하면 ( )도 웃을 거야. 생각하기 나름이거든 큰일이라던가 나쁜 일 또는 사소한 일이라는 것들이 모두 받아들이기에 달려있어. 지금 그것을 선택할 수 있는 사람은 너 자신이야. 툭툭 털어버릴 수 있는 존재도 너 자신이라니까!

자, 그 때 그 얼굴, 그 소리, 느낌을 그 자리에 그대로 내려 놓고, 미안해 … 내가 생각이 부족했어. 잘못했어. 용서해줘 … 손을 흔들며 작별 인사를 하자. 그리고 잊어버리고 마음 편하게 잘 지내라고 축복해줘."

그 장면, 그 사람, 그 소리가 점점 멀어지면서 연극 무대의 막이 닫히듯이 시야를 닫는다.

13. 이렇게 한 가지씩 치유와 화해의 시간을 가지고 현재의 내 나이로 돌아온다. 이제 지난 일들의 힘들었던 감정은 희미해지고, 꺼림직했던 마음이 개운해졌다. 다시 자신의 온몸에 감각을 집중하자.

다시 자신의 윗머리부분부터 천천히 집중된 감각을 몸의 피부바깥쪽으로 옮긴다. 머리(머리꼭대기, 왼쪽 옆머리, 오른 쪽 옆머리, 뒷머리, 목덜미) … 얼굴(이마의 중앙, 이마 왼쪽 옆, 이마의 오른쪽 옆, 눈썹, 눈두덩이, 속눈썹, 왼쪽 눈가, 오른 쪽 눈가) … 코(윗부분, 코 옆부분, 콧 구멍) … 입술 (윗 입술, 입가, 아랫 입술) … 턱 … 귀 (왼쪽 귀, 오른 쪽 귀) … 목(앞 목, 뒷목) … 등 섬세하고 정성스럽게 자신의 몸을 내려가면서 감각을 옮긴다.

감각을 옮겨 갈 때마다, 〈나는 나 자신의 근육과 정신에 새로운 에너지를 전한다〉 라고 말하라. 소리내어 말해도 되고 마음 속으로 말해도 좋다.

발 끝까지 내려가서 발가락에 도착했을 때, 10개의 발가락을 동시에 10-20초 정도 움직여주어 온몸에 새로운 에너지가 충전되었음을 신호로 느끼게 하라.

심호흡을 아기호흡(단전호흡)으로 5-10번을 하는 동안 심신은 더 강한 힘과 흐뭇한 마음을 느낀다. 호흡의 횟수가 더해지면서 마음은 더 편안해지고 부드러워진 얼굴에 미소가 활짝 피어난다. 온 얼굴이 웃음으로 부드럽게, 더 부드럽게 번진다.

14. 천천히 눈을 뜨고 손으로 자신의 온 몸을 위에서부터 내려 쓰다듬어보라. 얼마나 편안하고 자연스럽고 사랑스러운 존재인지 흠뻑 느껴주라.

–이미 자신이 자녀에게 잘못 입력하여 부정적 경험을 축적시켰다는 것을 깨달았으면 위의 방법으로 자신의 어린 날 그 정보와 기억을 컴퓨터 칩에서 떼어내듯 버리고, 아이를 위해서도 그렇게 하라. 대화를 통하여 어린 날 기억을 자연스럽게 되살려보라. 엄마가 부족했음을 인정하고 아이의 잘못도 용서해주며, 앞으로 더 잘 할 수 있다고 격려하라. 아이가 부정적인 지난 경험을 기억하는 대신 현재 엄마가 주고 있는 긍정적 기억을 저장하도록 한다. 이렇게 새로운 방향으로 〈〈행복과 자유〉를 창조하여 우리들의 내면에 있는 바탕 화면을 바꾸어준다.

자신의 과거 체계가 내 아이에게 투사되는 일을 끊는 것이 바로 최면이라는 특약이다. 최면과 NLP 를 통해서 먼 과거의 부정적 기억을 지우고, 상처와 증오를 치유하며, 자신의 미래에 희망과 꿈을 창조할 수 있다는 것이 얼마나 고맙고 경이로운 일인가.

– 하루 단위로 위의 수련을 바꾸어서 응용할 수 있다. 날마다 생활을 마치면서 자신의 하루 하루를 정화해나갈 수 있다. 하루 1인분의 삶을 편안하고 완전하게 지내 내일을 새롭고 힘차게 맞을 수 있도록 자기 최면으로 창조해 나간다

꿈의 징검다리 (새 삶의 창조)

〈꿈의 징검다리〉는 90년도 1여 년 정도 조선일보 고정 컬럼란의 제목이었다. 지금까지 어렸을 때 건너 다니던 개울의 징검다리를 마음 안에 선명하게

그리며 안고 살고 있다.

시냇물이 졸졸 흐르는 시냇가에 군데군데 놓여 있는 돌 징검다리, 한 발 한 발 옮겨 놓을 때마다 첨벙첨벙 맑은 물이 튀곤 했었다. 저 건너편까지 가야 한다는 목적을 잊은 채 그저 한 발 한 발을 돌 하나 하나에 옮겨 놓던 일이 순간마다 경이로웠다. 물 소리, 내 발이 돌에 닫는 순간의 그 안착감과 스릴이 교차되고, 스치는 바람, 싱그러운 풀 냄새, 발 밑에 보이던 조그만 물고기떼들 춤의 행진은 잊혀지지 않을 영원한 풍경이다.

꿈이라 하면 환상적이거나 그냥 저절로 주어지는 복권당첨 같은 것 정도로 여기고 지나가는 사람이라면, 그 꿈이 머무는 순간은 영화의 한 장면처럼 스쳐 지나갈 것이다. 우리 현대인의 생활 속도가 빨라지고 문명과 과학이 우리 상상력의 진도를 앞질러가고 있는 지금, 젊은 이들은 〈금 나와라 뚝딱, 은 나와라 뚝딱!〉 스타일로 꿈이 이루어지기를 바라는 것 같다.

그러나 진짜인 나의 꿈, 아무에게도 빼앗기지 않을 나의 꿈, 나의 일부가 될 수 있는 꿈은 진지하게 실현되어 나아가야 된다. 한 걸음 한 걸음 ... 나의 온 마음과 몸을 함께 느껴가며...그 꿈 자체와 일치되어가는 것이 나의 인생이고 진실한 수행이다.

징검돌 마다 새긴 자신의 의지와 실천 내용과 필요한 자료와 연관된 대상을 징검돌 하나하나 마음을 다하여 온몸으로 옮겨갈 때에 충분히 느껴주고 그것과 완전히 하나가 되어보라.

꿈이 있는 독자들을 소중한 나의 추억 한 장면으로 초대하고자 한다. 사람마다 다른 꿈과 내용과 목적이 있기에 구체적인 예를 생략하고 기본 과정만을 소개한다.

1. 자신의 현재 모습을 느낀다, 현재의 생활 상태를 살펴본다, 건강, 재정, 인간관계, 직업, 취미 등 전체적으로 생각해본다.

2. 예전부터 하고 싶었던 일, 이루고자 노력해오던 일, 인간관계 개선이 필요한 대상, 자신의 성격이나 습관을 변화시키고 싶은 사항, 순수한 희망 등을 떠올린다. 그러나 실현 가능성이 있는 일이어야 하고, 현실에서도 상식적으로 용납되는 일이어야 하고, 시각적, 청각적, 감각적으로 느낄 수 있는 일, 셀 수 있고, 표현 가능한 일, 모두가 공감할 수 있는 일이어야 한다.

3. 그 일 또는 상태를 설정한 후에 그것을 실현하기 위해서 필요한 자료, 준비 사항들을 생각한다. 몇 개의 자료와 준비 사항들을 마련하고 또 필요한 과정을 결정했다면, 그 구체적인 사항 하나 하나를 필자가 초대한 풍경 속 돌 징검다리로 만든다. 징검돌마다 새긴 자신의 의지와 실천 내용과 필요한 자료와 연관된 대상을 하나하나 마음을 다하여 온몸으로 옮겨 간다. 충분히 느껴주어서 완전히 하나가 되기 위해서는 징검돌에 새긴 것들이 위의 1번에서 말한 것처럼 실현 가능성이 있고 거부감을 일으키지 않는 것이어야 한다.

예A) 1개월 내에 담배 끊기, 5 킬로 체중 줄이기, 55킬로로 체중 조절, 6개월 내 5 0만원 빚 갚기, 수면, 섭취의 규칙적 생활, 위장병의 치료, 5일 내 (　)에게 화해 요청, 1일부터 자격증 공부 시작, 면허시험 준비 당장 시작, 5만원씩 매월 저축, 이번 달부터 (　) 동우회 정규 미팅 참석, 10분씩 매일 명상, 보다 나은 직장 찾기, 매주 1회 집안 청소, 매주 1회 요가 수업, 매월 1회 영화 관람, 매월 1회 산행, 가족들 생일마다 식사 함께 하고 좋은 시간 만들기, 주변 사람들에게 칭찬하기, 보답하지 못한 이들에게 밀린 감사 카드 보내기, 일기 쓰기, 매월 1만원씩 (　) 으로 후원금 보내기, (　) 재활원에 매월 하루씩 봉사하기, 매월 하루씩은 나 자신만을 위해 아무것도 하지 않고 쉬기, 사이 나쁜 이들과 마주칠 때 미소짓기, 다정한 인사말을 먼저 하기, 내 집 앞 청소 때

옆집까지 돌보기,직장 동료에게 생일 / 감사/ 명절 때 카드 쓰기, 매일 종합 비타민 먹기, 밤 8시 이후에 간식 안 먹기, 술자리 삼가기, 폭식 폭주 흡연 뚝!, 하루 3번씩 거울 앞에서 1분 명상, 샤워하며 내 몸 느껴주기, 세수하며 얼굴 아껴주기, 화장하며 미소짓기, 문 열기 전 3초 멈춤, 전화 받기 전에 3초 멈춤, 식탁에서 음식 접시마다 3초 멈춤,

예B) 자신이 해결하지 못하고 있는 일들, 또는 인간관계들 ( ), (), ( ), …
하나 하나를 징검돌 건널 때마다 함께 멈추어 어려움을 느끼는 그대로 느껴보고, 이 일은 반드시 시냇물처럼 흘러가듯 해결되고 내 마음 속에 있는 무거운 감정도 지나간다. 한 걸음 한 걸음 징검돌을 딛고 나가는 것처럼 이 일들을 차근차근 다 해결할 수 있다. 나의 무거운 감정도 흘러가는 시냇물에 던져 보낸다.

예C) 체중 줄이기의 경우, 습관 고치기에 중점을 둔다면, 화날 때 간식이나 음식을 먹는 대신 시원한 물 한잔!, 우울할 때 술 대신 향기 좋은 차 한잔!, 아침에 20분 걷기, 저녁에 30분 걷기, 설거지 때 발 동작, 샤워할 때 자기이미지 떠올리기 연습, 당분 지방분 음식 절반으로 줄이기, 평소 음식량을 절반으로 줄이기, 하루 5번 거울 보고 몸 전체 느껴주기, 자신이 원하는 사이즈의 옷을 벽에 걸어두기, 1주일에 한 번씩 입고 싶은 사이즈의 옷 입어보기, 간식을 먹고 싶을 때 아주 기분 좋은 음악 듣기, 간식 먹고 싶을 때나 스트레스 해소 이유로 폭식 우려있을 때 친구나 가족에게 도움 요청, 통통한 돼지와 날씬한 학의 그림 명상 등이 어떨까.

체중 줄이기의 경우에 몸무게 빼기에 중점을 둔다면, 1주일 이내에 0.5 킬로, 2주일 이내에 1 킬로, 3주일 이내에 1.5 킬로, 4주일 이내에 2.0킬로 …

4. 이번에는 자신에게 명확한 신호를 보내 곧 바로 위의 풍경 속으로 들어가 보기로 한다.

숫자 (하나)를 세면 나는 눈을 감는다.

숫자 (두-울)을 세면 심호흡을 한다. 숨을 들이쉴 때 충분히 부드럽게 들이 쉬고, 내쉴 때 천천히 고요하게 내어 쉰다,

숫자 세-엣을 세며 호흡을 정성스럽게 반복한다.

숫자 (네-엣)을 세면 자신이 소망하는 일을 떠올린다. 이 일이 이루어지기를 얼마나 고대하였는가? 노력해온 나 자신의 노고를 느껴주고 이 일이 이루어졌을 때 얼마나 행복할까? 누가 가장 기뻐할까? 나는 어떨까? 를 떠올린다. 자신의 열망과 그것이 이루어진 행운에 대해 충분히 느낀다.

숫자 (다-섯)을 세면 자신의 가슴에서 창문을 〈팍〉 열고 위의 풍경으로 달려간다.

5. 위의 풍경 속 시냇가에 선다. 놓여진 돌 징검다리를 바라보면서 자신이 동경해온 저 건너편을 바라본다. 징검돌 하나 하나는 중요한 의미가 있다. 꿈을 이루기 위한 준비 사항, 실천 사항, 필요한 자료 등 하나하나가 꿈으로 가는 과정이요 순간순간 즐길 수 있는 가치있는 생활이다. 징검돌에 새겨놓자, 하나 하나의 의미와 사항과 자료와 일들을 또박또박.

6. 옷을 걷어 올리고 징검돌 하나씩을 딛는다. 첨벙 … 시원한 물이 튀었다. 둘, 셋 … 이렇게 마지막 징검돌 까지를 마쳤을 때! 와 … 어디선지 친구들과 가족들이 몰려온다.

7. 그 일이 이루어진 그 때 자신의 모습을 마음껏 상상한다. 얼굴에 함빡 웃음을 짓는다. 부드럽게 이완된 표정, 자신감이 넘치고 만족한 자세로 여러 사람들 가운데 서있는 자신의 웃움소리가 들린다. 주변 사람들의 손뼉 소리에 한껏 고조되는 기쁨, 행복하다 자랑스럽다.

8. 와, 나는 해냈어. 그래, 다 했어. 이렇게 잘 된 거야. 기쁨으로 저절로 소리 내어 외친다. 오늘은 최고의 날이야. 나의 희망이 이루어졌어. 나는 열심히 노력하고 성실하게 이것을 지킬 거야. 그리고 이 좋은 일과 기쁨을 모

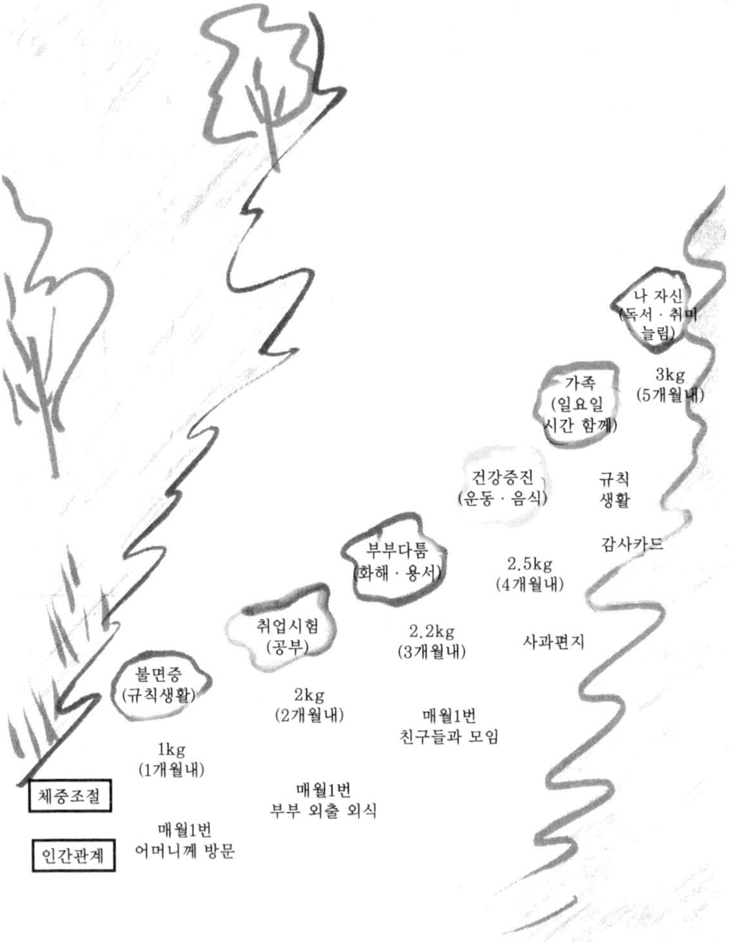

두와 나눌 거야. 또한 다른 이들을 돕는 일에 이 힘을 쓸거야. 아 행복하고 고마운 날!

7. 엄마를 위한 아이 양육 GPS

유쾌한 여행을 안전하게 즐기기 위해서 정확하고 편리한 지도가 필요하다. 자신의 지식과 경험으로 온 세상의 길과 법을 다 알아서 살아가고 싶지만 빠른 속도로 변하고 있는 이 시점에서 우리 여행과 인생은 가이드를 받아야 한다. 세상에는 여러 종류 학문과 종교와 단체가 있고 안내하는 길과 방법도 다를 것이다. 자신이 가진 삶의 목적에 따라, 적합한 GPS를 따라감으로써 목적을 성취하게 될 것이다.

자녀 양육에 있어서도 부모의 GPS가 자녀에게 가장 신뢰할 수 있는 것이어야만 최선의 안내를 할 수 있다. GPS가 아직 발명되지 않았던 때 여행을 떠나기 전에 일일이 지도를 찾아 연구하고 준비하던 것을 우리는 모두 기억할 것이다. 부모는 자신이 살아온 삶의 경험을 기본으로 최선을 다하여 자녀 양육에 가장 적합한 GPS를 만들라는 것이다. 앞서 부모 자신의 어린 날 성장 과정을 살펴 보았고, 앞날을 창조하는 연습을 했으니 이제 그 지혜와 열정으로 GPS를 만들어 보자.

내 아이들이 어렸을 때 이야기이다. 미국에서 자라는 아이들은 사소한 문제나 감정도 엄마와 대화로써 나누기를 원하고 또 그렇게 하여야 문제가 만족하게 해결된다. 이것이 미국 문화라고나 할까? 그러나 한국 문화 우월주의자(?)격인 필자는 부모나 어른에게 무조건 순종하며 자라왔기에 미국에서 자란 자녀들과의 팽팽한 토론과 다툼은 거의 정답과 승패가 없이 끝나곤 했다.

어느 날, 아이들은 나의 주장과 가르침이 부당하다고 대항했다. 나는 아이들에게 나의 심정을 역설하고 자식 교육에 대해서만큼은 내 요지부동(?) 철학을 밀어붙일 수 밖에 없었다. 그때 제법 기발한 제안을 했다.

"너는 운전을 하기 전에 운전 연습을 하고 면허 시험을 보고 운전 면허를 취득한 후에 운전을 시작했지만, 엄마 세대의 엄마들은 엄마가 되기 위해서 미국 내의 코리언 어메리컨 마미 〈라이센스〉가 없었거든, 다만 엄마가 세상에서 너를 가장 아끼고 끝까지 믿어주는 그 힘과 믿음으로 〈엄마 자격증/엄마 라이센스〉를 지금부터 스스로 만들어가야 하거든. 그러니까 네가 엄마를 도와주어야겠다. 엄마는 너희를 키우면서 〈엄마〉를 배우고 〈행복한 엄마, 성공한 엄마〉를 성취해야 해. 네가 협조해주면 난 확실하게 그 목적지에 도달하는 훌륭한 엄마가 될 거야! 우린 같은 팀이 되어야 해!" 아들은 입을 벌려 큰 숨을 쉬고는 말을 멈추었었다.

아주 오래 전의 이야기이다. 나는 다시 강조하고 싶다. 현대를 사는 우리에게 엄마라는 역할은 어떤 역할보다 진짜 라이센스가 필요한 전문적인 것임에도 불구하고 엄마가 되기 위해서 전문 학교나 전공이 따로 없다. 성장 과정을 통해서 자신의 부모로부터 사회로부터 학교로부터 배우고 훈련한 인성과 철학이 각각 다른 엄마를 출현시키게 되었다. 이런 맥락에서 보면 엄마는 자신이 원하는 엄마가 되어가는 것이다.

이제 스스로 자신에게 엄마 라이센스를 발행해보지 않겠는가?

자신을 느껴서 알고 행복한 존재로 재창조하고, 아이에게도 아이 자신을 느끼고 이해하는 법을 알게 하여 자신감과 만족감을 증대시켜주고, 엄마가 아이 자체 그대로에 깊은 사랑을 느끼고 아이가 조건없이 엄마를 사랑하고 신뢰하여, 아이 특성을 발휘시킬 수 있는 공동 작업(?)을 잘해나갈 수 있는 엄마로 진화해나가는 것이 엄마 라이센스 의 중요한 덕목이다.

우리 몸과 인간 관계와 환경은 정신과 마음이 느끼고 명령하고 결정하고 행하는 것에 따라 이루어지고 영위된다. 자녀를 양육하고 있는 엄마에게 응용할 수 있는 최면을 연습하고 사용하면 행복한 성공을 성취하는 길로 GPS는 안내할 것이다.

누군가 비유했다. 아이들은 스폰지와 같다고. 아이들은 부모가 주는 모든 것을 그대로 받아들여 신체를 키우고, 정신 구조를 만들고 정서를 형성한다. 빨간 물은 빨간 물대로 노란 물은 노란 물대로 아이들을 물들인다. 그렇다면 우리 부모들은 자녀 양육에 있어서 만큼은 "세월이 약" 이라는 안이한 위로에 빠져 있을 수 없다. 부모가 아이 인생을 만들어간다는 엄숙한 진실 앞에서 부모들이 떳떳할 수 있도록 노력해야 한다.

자신의 인생을 최선의 것으로 만드는 아이들로 키우고 싶은 부모라면 자신의 뜻과 희망에 맞는 긍정적인 인생 창조로 연결되는 GPS 노릇하기를 미루지 말자. 엄마 자신이 만드는 GPS가 성공과 행복을 인도하는 것이 되기 위해서는 먼저 엄마 자신을 분석해 자신의 GPS를 만들어 보아야 한다.

필자가 여기에서 제시하는 도표로 연습을 할 수 있고 자신이 원하는 만큼 구체적으로 나누어서 그림을 그려볼 수 있다. 여섯 개의 꽃잎이나 여섯 개로 나뉜 동그라미 하나 속에 자신이 느끼는 만큼 색연필이나 크레용으로 칠한다. 그러면 그 나누어진 분야들이 들쑥 날쑥하게 색칠이 되기도 하고 아니면 둥그스레 되는 내담자도 있다. 하나하나를 세심하게 생각하여 자신의 판단 수치만큼 색칠을 한다.

일반적으로 내담자들의 통계에서 첫 번째 그림에 보여준 형태는 아마 들쑥 날쑥 하겠고, 자신이 계획/개선/재 창조하여 그린 나중 그림은 원만한 형태를 보일 것이다

나는 여기에(현재)

1) 지식, 학력, 직위, 직장
2) 건강, 정서, 심리, 인간관계, 신념, 실천
3) 외모, 옷차림, 주택 관리
4) 영성, 종교, 사상, 철학
5) 경제, 현금, 부동산, 동산
6) 취미, 특기, 기능, 자격
〈그림#가, 나, 다〉

나는 어디에(미래)

1)지식, 학력, 직위, 직장
2)건강, 정서, 심리, 인간관계, 신념, 실천
3)외모, 옷차림, 주택 관리
4)영성, 종교, 사상, 철학
5)경제, 현금, 부동산, 동산
6)취미, 특기, 기능, 자격
〈그림#라〉

그림 (가)

(1) 현재 자기 자신에 대해서 파악해보는 시간을 갖는다. 외적/ 내면적/ 사회적/ 가정적/ 정서적/영성적/신체적/정신적임 면을 골고루 돌아본다.

(가)
현재 살펴보기

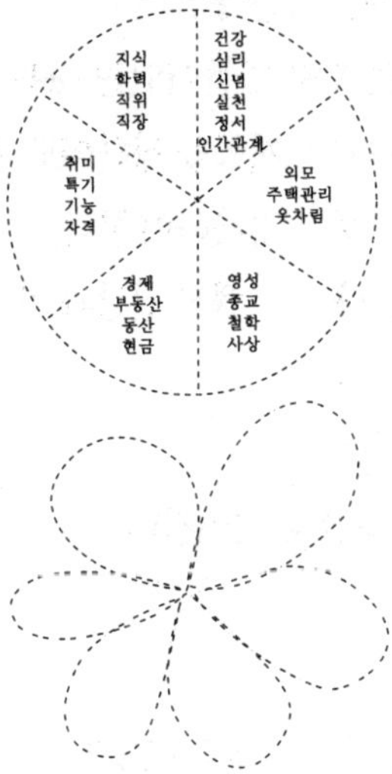

(나)
자신의 점검 횟수만큼을 그림으로

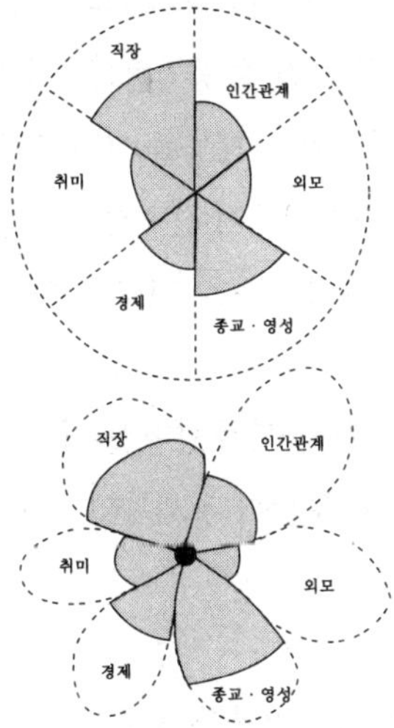

(다)
흑백 이미지로 축소시켜서 사라지게 한다

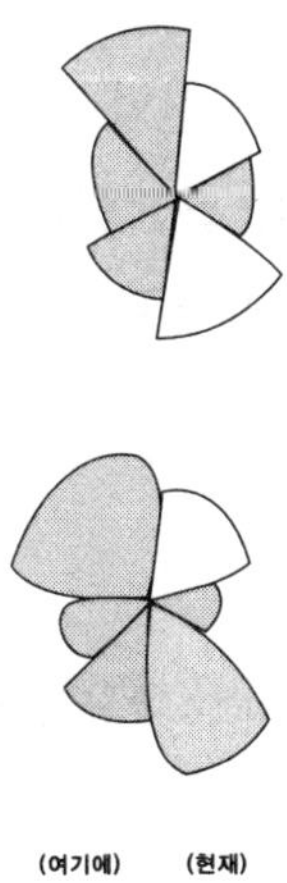

(라)
나의 미래의 모형을 생생하게 느낀다

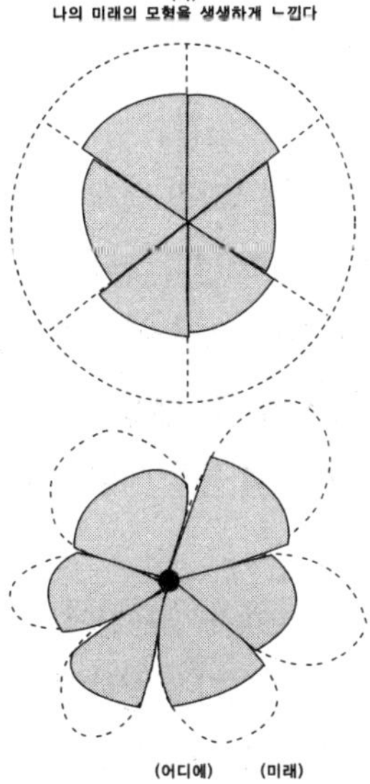

(2) 그림에 그려 넣어진 내용에 준해서 생각해보거나 자신이 나름대로 검토 해보고 싶은 능력이나 상태나 수준의 제목을 정한다.

(3) 6개로 나누어진 것 중 6분의 1에 해당하는 부분에 들어있는 내용 중에서 자신에게 필요한 제목을 선택하거나 혹은 따로 제목을 정하여도 좋다.

(4) 정한 제목에 대하여 진지하게 자신을 느껴보며 평가하여 본다.

예) 건강.....1에서 10으로 나누어 생각한다면 나의 신체적 건강과 체력은 어느 정도일까?

(5) 원점에서 원 둘레를 향한 면적을 바라본다.

(6) 6개로 나뉜 부분마다 제목이 정해지면 다음으로 넘어간다.

그림 (나)

(1) 그림 (가)에서 성찰한 대로 색연필로 자신의 치수를 그려넣는다.

(2) 느껴지는 대로 자기 자신에게 거울이 되어보는 심정이 되면 좋겠다.

그림 (다)

(1) 둘쑥날쑥하게 그려진 현재의 그림에 나타난 자신의 상태에서 개선하고 계발해야 함을 느낀다. 만족하지 못하는 자신, 훨씬 잘할 수 있는 자신을 느낀다. 눈 앞에 그려진 그 그림을 회색이나 흑백의 이미지로 흐리게 연상하며 축소 시키는 상상력의 느낌을 준다.

(2) 호흡으로 마음과 몸을 이완시켜준다

그림 (라)

(1) 다시 (나)로 돌아가서 자신이 성취해야 할 목표를 생각한다.

(2) 실현 가능성의 크기를 정한다.

(3) 그림 (라)로 돌아와서 각각 칸마다 색연필로 그려 넣는다.

(4) 1) 에서 6) 의 내용 중에서 선택했던 제목, 즉 더 노력하고 개선해야 할 제목을 쓰고, 구체적인 계획과 방법을 적어 내려간다.

1) 지식 또는 학력, 직위 또는 직장,

2) 건강 또는 정서 또는 심리, 인간관계 또는 신념, 실천,

3) 외모 또는 옷차림, 주택 관리,

4) 영성 또는 종교, 사상, 철학

5) 경제 또는 현금, 부동산, 동산,

6) 취미 또는 특기, 기능 또는 자격

엄마 자신의 GPS

위에서 그려본 6개 잎의 꽃이나 동그라미 중에서 지나치게 작게 나타난 부분이 개선시키고 발전시켜야 할 요소이다. 따라서 그를 위한 해결 방법과 실천 사항을 적는다.

그 다음, 자신을 격려하기 위해서 이 책 전체에 군데군데 소개하고 있는 최면 요법을 사용하기 바란다.

1) 지식, 학력, 직위, 직장,

자신이 학력 부족으로 좋은 직장을 택할 수 없었다고 판단되었으면, 온라인 대학에 입학하거나 자격증 교육을 받기 시작하거나 주말 또는 야간에 수업을 받는 것을 생각해볼 수 있다.

승진이 안 되는 것에 대한 이슈라면, 면밀하게 승진을 위해 해야 할 일들을 계획한다. 새로운 분야의 일을 리서치한다든지 다른 직장에 이력서를 보낸다든지 변화를 위해 움직일 계획을 세운다.

2) 건강, 정서, 심리, 인간관계, 신념, 실천

종합진단, 심리 상담을 받거나 해야 할 일을 하고 싶은 일보다 우선하여 작성한다.

만약에 나쁜 관계에 있는 사람이 있다면 대화를 통한 화해와 용서의 기회를 마련하며, 좋은 관계를 모색하고 싶은 사람이 있다면 정규적으로 전화를 하거나 직접 찾아가서 좋은 관계를 만든다.

3) 외모, 옷차림, 주택 관리,

자신을 새롭고 멋지게 변화해 보고 싶은 기분은 긍정적인 발전을 가능하게 한다. 자신의 아이덴티티와 경제 수준에 맞추는 것이 건전한 효과를 가져온다.

주택 관리와 집안 정리와 장식은 자신 뿐만 아니라 가족 모두와 방문자들의 기분이나 정서에 영향을 준다. 그것은 일의 능률과 행복 지수를 높여주므로 세심하게 고려할 가치가 있다.

4) 성, 종교, 사상, 철학

자신이 어느 종교에 너무 빠져있는 것도, 종교와 영성에 대해 무관심한 것도 다 바람직하지 않다. 독서모임과 일반 교양강좌를 잘 선택하여 참석하며, 주변 사람들의 조언도 듣는다. 자기 내면을 조용하게 정리해보는 영성 생활을 시작하여 확신과 신념이 생길 때 조심스럽게 바깥 사회로 나아간다.

우선 어떤 책을 읽을까, 한 달에 몇 권을 읽을지 미리 정하거나 한 권 한 권 읽어가면서 분량과 속도를 정하는 것도 좋다. 종교나 교육 단체에도 틈틈이 참석하여 사람들과 자신의 생각과 지식을 나누는 것도 좋다.

5) 경제, 현금, 부동산, 동산,

현재 크레딧 빚이 많은가? 저축된 현금을 갖고 싶은가? 부동산을 사고 싶은가? 소유하고 있는 부동산 경영에 문제가 있는가? 문제를 해결하고 목표를 성취하기 위한 쉽고 분명한 일부터 실천할 명목을 만든다.

6) 취미, 특기, 기능, 자격

자신이 하고 싶었던 일을 시작하는 일은 얼마나 신나는 일인가? 나

엄마의 GPS

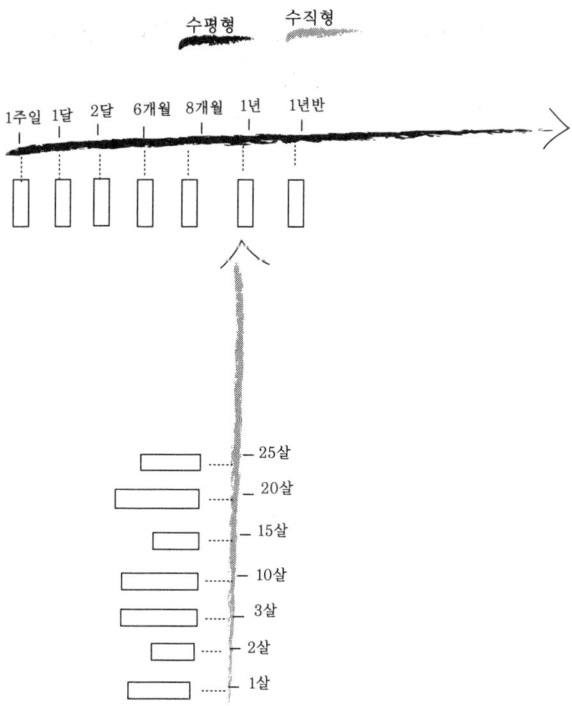

ps) □ 내용들은 〈최면노트〉 중의 〈최면 목표 설정〉 때와 같이 실현 가능성에 유의할 것

는 내담자들이 많은 경우에 활력을 되찾는 것을 확인하였다. 자신이 하고 싶은 일, 쉽게 시작할 수 있는 일, 자신의 신체 심리 경제 상황에 맞는 것부터 시작하면 성공하기 쉽다.

부모 자신의 GPS를 만들어 실천해보면 자녀들 위한 GPS를 보다 실질적이고 효과적으로 만들 수 있었다. 위에서 결정한 무엇을 어떻게 할 것인가를 파악했다면 다음은 얼마만큼 언제 할 것인가를 구체적으로 정한다. 이때 목표나 계획은 이루어질 수 있는 가능성이 높아야 하고 세거나 재어서 파악할 수 있어야 한다. 일반 상식에도 어긋나지 않은 범위여야 한다. 성취의 결과가 자신과 자신 주변인을 행복하게 하고 발전시킬 수 있어야 한다.

II. 엄마의 최면

1. 엄마 자신이 자기 최면을 사용한다.

건강한 엄마에 튼튼한 태아가 자라고, 행복한 엄마와 사는 아이의 행복지수가 그렇지 않은 아이보다 더 높다는 것은 쉽게 납득이 간다. 엄마는 아이에게 가장 영향력 있는 존재와 환경이 되기 때문이다. 아이를 행복하고 건강하게 키우고 싶은 만큼 엄마 자신이 행복하고 건강해야 한다.

이제부터 엄마 자신이 편안한 마음과 이완된 신체가 되도록 매 순간 연습해야 한다. 현대 생활이 우리에게 주는 스트레스와 과로를 피할 수는 없지만 그것을 어떻게 소화하고 경영하느냐에 따라 건강하고 행복한 삶을 영위하느냐 아니면 병들고 불행한 사람으로 남느냐가 결정된다는 사실을 명심하자.

우선적으로 〈날마다 명상 최면〉을 참조하여 자신의 상태에 맞춰 응용하기를 권한다.

꽃밭을 지나가다 잠깐 멈추어 서 보자. 한껏 쏟아지는 햇볕을 받으며 자라고 있는 식물들이 푸름을 자랑하고 어떤 것은 함빡 꽃을 피우고 있다. 발이 없는 그들이니 옮겨가며 살 수 없으나 어떤 꽃은 아주 당당하게 고개를 들고 피어있는가 하면 어떤 것은 볼품없는 모습으로 시들어 있다.

나 자신을 꽃밭 속에 있는 한 그루 나무나 꽃이라 하자. 햇볕과 공기와 물을 열심히 취하고 좋은 목표를 향해서 쑥쑥 멈춤 없이 자신의 주변을 넓히며 자라야 할 일이다. 남의 것을 탐하거나 빼앗을 필요 없이 꽃밭의 꽃처럼 나답게 나만큼 그렇게 묵묵히 성장해 가자는 것이다. 꽃밭에 멈추는 순간마다 명상으로 행복해져서 모든 인연들을 향해 나의 사랑과 에너지를 보내고 기원한다.

과학이 발달할 대로 발달한 이 세기에 저 꽃의 유전자가 어떻고, 이 나무의 환경이 어떻고, 뭐가 어떻고... 할 수도 있겠다. 그러나 나의 아이들과 학생들에게 강조한다. 《스스로를 키우고 자라게 하는 것은 자신》이라고. 꽃들이나 나무들처럼 모두에게 비추는 햇볕과 쏟아지는 빗물을 충분히 취하고 높이 더 넓게 자신을 키우자. 자신의 존재와 행위는 오로지 자신으로부터 시작되어 자신이 되돌려 받게 되는 선물이다. 그에 대한 100%의 권리와 의무 그것이 우리들의 정확한 1인분 인생이라는 것을 매 순간 기억하기 바란다. 나는 행복할 수 있다. 나는 행복하다, 나는 할 수 있다. 나는 한다... 오로지 긍정적인 생각만이 자기의 인생을 빛낼 수 있다.

아이를 잘 기르기 위해 이 책을 읽는 당신 자신의 신체, 자신의 마음, 자신의 지성, 인성, 영성을 진지하게 들여다 보는 것으로 시작하자. 자신의 정신과 영성에서 힘을 창조한 후에야 자신의 현실과 미래를 경영할 수 있는 지혜와 신념이 생기고 아이들에게 확신과 긍정적인 에너지를 입력할 수 있다.

최면 연습하는 지금을 컴퓨터에 비유하면 외부에서 보는 자신이 하드웨어라면 정신적인 힘과 지혜와 사랑은 소프트웨어가 된다. 행복한 부모에게 행복한 자녀가 자란다. 부모의 경험과 삶에 대한 만족도에 따라 내 아이에게 줄 수 있는 자료가 풍성해진다. 어느 선인이 말하기를 〈남이 나에게 해주기를 원하는 것을, 타인에게 그대로 해주어라〉 고 했다.

세상 모든 엄마들은 그들 자신보다 그들의 분신인 자녀에게 더 많은 것을, 더 귀한 것을 주고자 한다. 자신의 정화와 행복을 최면하는 것과 같이 자신이 새롭게 갖게 되는 삶의 창조방식을 아이에게 바로 베풀어주는 것은 너무 당연한 일이다.

아주 비싼 유명 브랜드의 고급 차를 가지고 있다 하자. 한번 주어진 차를 그냥 두고 보거나 필요한 때에 그저 쓰고 버려두는 것이 아니라, 즐거운 마음으로 그 차에 연료를 넣고, 차를 깨끗이 닦고 관리하여 편리하고 유익하게 잘 운용하여야만 고급 차를 가진 보람을 느낄 수 있다. 그 차는 어떤 연료를 넣어서 누가 운전을 하느냐에 따라 확실히 다른 사용 용도와 운행 목적지가 달라진다.

내가 아는 사람 중에 엄마로서 성공한 예가 있다. 그녀의 어린 시절은 참으로 가혹했다. 불만과 가난 속에서 자라오며 그녀는 늘 생각했다. 내 아버지와 엄마는 왜 친구들의 부모와 같지 않을까? 모든 부모들은 한결같이 그들이 자식을 사랑하고 양육하고 있다고 하는데 나의 부모는? 그녀의 부모는 사이가 나쁘기도 했었지만 자녀들에게 무심하고 엄격하기만 했다. 경제적인 문제에 어려웠기 때문이기도 했지만 하여튼 그녀의 집은 언제나 침울한 분위기였다.

그녀는 친구들의 가정이나 영화 속에서 가족들이 행복하게 사는 모습을 보면 눈물을 글썽이면서 속으로 다짐했다 한다. 나는 행복한 가정을 만들거야. 나의 아이들은 신나게 자라도록 키울거야. 나는 열심히 공부해서 좋은 직장, 아이를 잘 키울수 있는 인격과 능력을 갖주어야 해....늘 이렇게 다짐했다고 한다.

그녀는 결혼을 하고 아이들을 갖게 되자 남다른 결심으로 자기 혁신을 시작했다. 그녀는 가족들과 나누는 대화, 가정에서 벌어지는 일들을 그냥 지나치지 않았다. 적어도 나의 엄마와 같은 엄마는 되지 않으리라! 이렇게 결심했다고 해서 그녀가 자신의 부모를 배척하거나 무례했거나 무정하게 살지는 않았다.

아이의 존재이유에 대한 생각에서부터 달랐고 아이에게 말하는 태도와 아이들과 나누는 몸짓 표정도 확실히 달랐다. 아이들에 대한 어휘가 달랐고 아이들을 꾸중할 때조차도 그녀의 몸에서 흘러 넘치는 정감과 유머가 주변 사람을 놀랍게 하였다. 그녀는 꾸준히 양서 읽기와 수행을 계속했고, 거의 6개월동안 라이프 코우칭을 받으며 새 삶을 위한 노력을 했다.

그녀의 경우는 자신이 원하는 대로 타인에게 해주라는 것을 실천해 보였던 좋은 예이다. 그녀는 자신을 재 창조 한 것이다. 그녀의 고통과 노력을 곁에서 지켜보아온 나는 그녀야말로 엄마로서 진정한 승리자 라고 기억한다.

매일 명상/자기 최면 방법

1. 조용한 음악을 준비하거나 고요하고 편안한 공간을 찾아 앉는다. 눈을 감아도 좋고, 한 쪽 면의 벽을 고정하여 바라보아도 좋다.
2. 자신의 온몸을 이완시키자. 머리 가장 윗부분에서부터 아래로 천천히 아주 천천히 자신의 신체에 감각을 집중시켜 느껴준다. 머...리…, 앞 이..마…, 뒷...머...리…, 귀.., 코..., 눈..., 입..., 앞...목..., 뒷...목..., 어...깨..., 쭈...욱 내려가면서 몸을 정성스럽게 느껴준다.…발 등, 발 바닥, 발가락 하나씩 하나씩.....마치 따뜻한 물이 천천히 몸의 위에서 아래로 내려가는 것처럼 상상해본다.
3. 심호흡을 시작한다. 크게 깊이 들이마신 공기를 온몸 끝부분까지 보내는 기분을 생생하게 느낀다. 들이 마신 신선한 공기로 몸 안의 노폐물과 피로를 모두 내보내는 것을 실제처럼 생생하게 느끼라. 공기를 통해서 자신이 공급하는 이 에너지야 말로 자신에게 꼭 필요하다. 자신이 아는 자신, 자신이 위하는 자신, 자신에게 필요한 것을 만드는 힘을 보낸다. 편안함, 행복감이 온 몸으로, 몸 구석구석까지, 피부의 표면까지 전달된다.

4A. 숫자를 1에서 5까지 (또는 10까지) 센다. 1에서 5를 하나씩 세는 동안, 자

신의 근육이 점점 이완되고 마음이 편안해진다. 자, 1(하...나...)을 세고 호흡하면서 위의 3번 온 몸 이완의 과정을 정성스럽게 한다. 그 다음 2(두...울)를 세고 다시 위의 3번의 온 몸 이완을 반복한다. 자신의 몸이 느슨하게 편안해진다. 4(네...엣...)를 세고 위의 3번의 온 몸 이완, 아기 호흡, 신체 느끼기를 하며 계속 이완해나가면 마음이 편안하여 행복감이 가득하다. 5(다...섯...)을 세고 위의 3번의 온 몸 이완을 하여 더욱 천천히 온 몸과 마음을 느낀다.

숨을 내쉬면 기분이 상쾌하다. 몸이 가볍다. 아 행복하다. 나는 매번 이 호흡을 할 때마다 자꾸 더 편안해지고 행복하다. 온몸이 부드러워져 새로운 일을 살 할 수 있다. 마음이 편안해서 행복하다.

4B. 자신이 가장 아름답게 기억하는 장소, 좋아하는 곳을 택한다.

눈을 감고 위의 3번에서와 같이 숫자를 세면서 온몸 이완과 호흡을 한다. 호흡을 할 때 마음은 자신이 설정한 그 장소로 이동된다. 따뜻한 날씨, 아름나운 풍경, 향기, 새 소리, 물소리, 파도소리, 하늘, 하얀 구름, 넓게 펼쳐진…. 그 속에서 자신을 충분히 느껴주고 즐기게 한다. 편히 쉬고 행복함을 만끽하게 한다. 거듭 반복하여 3번과 같이 온몸 이완과 호흡을 거듭 반복한으로써 자신의 파라다이스로 이동하여 휴식할 때마다 몸은 조금씩 더 이완되고 마음은 더할 수 없이 편안하다. 언제든지 이렇게 눈을 감고 호흡을 하면서 이곳에서 쉬고 즐긴다. 나의 휴식처, 나의 에너지를 만드는 곳에서 나는 몸과 마음을 아주 충분히 쉬게 한다.

눈을 뜨고 일어날 때 몸의 근육이 이완되고 마음은 편안해져서 새로운 일을 쉽게 하고, 아늑한 행복감을 느낀다.

4C. 3번의 온몸 이완과 같이 수를 천천히 세면서 호흡을 할 때마다 자신의 상상력을 충분히 사용하라. 머리 위에서 신비한 에너지와 향기 좋은 회

복제와 같은 따뜻한 물이 뿌려진다. 기분 좋은 샤워를 할 때와 같이 그 물이 전신을 적신다. 먼지를 씻어내리듯 온몸을 깨끗이 씻어 내려온다. 몸은 부드럽고 기분도 쾌적하다. 마음 또한 가벼워져 편안하다. 숫자를 세면서 깊은 호흡을 할 때마다 더 많이 이완되고 더 가뿐하고 편안해진다. 3번의 온몸 이완과 호흡처럼 숫자를 세고 호흡을 마칠 때 온 몸은 건조되어서 아주 경쾌하고, 가볍고 신선한 바람을 느낀다. 몸과 마음이 가벼우며 행복하다.

* 정해진 목표, 해결책, 소망이 있을 때에는 위의 명상 중에 4B에 이어서 최면한다.

5. 눈을 뜬다. 시야는 맑고 마음은 아주 가볍다. 몸은 새로운 감각으로 자연스럽게 움직일 수 있다. 편히 쉬었다. 아 행복한 시간... 나는 최상의 기분이야.

2. 일상 생활의 순간 순간

매일 매일을 새롭게 창조한다

"아침, 새로운 아침, 좋은 아침" 이렇게 아침 인사를 하면 기쁘고 새로운 음성과 시선과 표정이 하나가 되어 아이들에게 전달된다. (습관적으로 무감각하게 반복되는 하루하루가 되지 않도록) 오늘도 또 … 어제처럼 그렇게...늘 뭐 그렇지… 이런 말투와 생각을 버려야 아이에게 새로운 시간을 느끼게 해줄 수 있다.

식탁보를 새로 바꾸었을 때, 새 화분을 들여왔을 때, 가구의 위치를 바꾸었을 때, 선물을 받게 되었을 때, 우편물이 왔을 때, 지루한 일상적 반복을 쇄신할 좋은 기회가 되기도 한다. 아무 일도 일어나지 않는 일상에서도 엄마의 창의적인 말과 분위기 전환으로 현재의 삶을 즐기고 미래를 향한 의욕을 새롭게 생성할 수도 있다. 엄마가 끊임없이 아이에게 밝은 기운을 주고 맑은 음성으로 이야기할 때 그들 뇌리와 감정에 신뢰와 사랑이 메아리 친다.

평소에 책을 읽고 좋은 구절을 적어두거나 뉴스에서 들은 감동적인 내용을 기억해두고, 영화나 실제 생활에서 긍정적 메시지가 있는 스토리를 인용할 자료를 모아 두는 것도 필요하다. 가족에게 상징적이거나 추억이 있는 음악을 가까이 두고 응용해도 좋고, 장식용으로 걸어둔 사진을 자주 바꾸어 시선과 마음을 움직여도 좋다. 다행이 요즘은 자유 자재로 사진을 컴퓨터에서 빼낼 수 있고, 음악도 많은 양을 저장할 수 있어서 필요할 때 꺼내서 사용하기 편리하다.

대화 중에 부정적 내용이 계속될 경우 분위기를 전환하는 기술이 필요하다. 가재 도구나 가구, 장식 등을 선택할 때도 밝고 긍정적인 새로운 감각과 에너지를 놓치지 말고 사용하기를 권한다. 이 책을 다 읽을 때쯤이면 무료한 일상 중 언제 어디서나 기분을 환기시킬 수 있는 능력이 생기고 자신의 뜻과 희망에 맞는 삶을 창조할 수 있게 될 것이다. 자녀에게도 그 힘을 나누어 줄 것을 믿는다.

3. 자녀에게 주는 모든 것(시선, 표정, 말, 자세, 몸짓, 행동, 결정 등)이 그들에게 주는 메시지요, 일생동안 함께 할 최면이다.

아이들은 부모와 닮은 꼴이다.

아이들이 부모의 용모를 닮는다는 사실은 모두가 눈으로 확인할 수 있어서 동의하기가 쉽다. 부모 용모를 어느 쪽도 닮지 않은 경우에도 웃는 모습이라던지 특징 있는 시선과 표정 또는 감정의 표현 등이 부모를 닮는 경우는 흔히 볼 수 있다. 또한 생활 철학이나 사고 방식, 행동의 방향, 응급 시에 대처하는 모습, 화 났을 때나 극심한 슬픔에 부딪혔을 때나 싸울 때 등에서 보이는 반사적인 반응이 부모의 그것을 빼 닮기도 한다. 이때 우리는 너무나 자주 "국화 빵이야 국화빵!" "어, 붕어빵이잖아, 저거 꼭 박은 붕어빵!" 이라고 탄성을 지른다.

옛말에 〈씨도둑은 못한다〉는 말이 있는데, 그 깊은 의미를 주어진 유전자와 가풍 등과 관련해서만 이해해왔다. 천부적으로 주어진 제 1의 가정과 인위적으로 형성된 제 2의 가정이 현대인에게는 결혼과 입양이라는 두 가지 양상으로 존재한다. 이 제 2의 가정에서도 제 1의 가정 못하지 않게 가족 구성원 상호간 영향을 주고 받는 것이 분명하지만, 제 1가정에서 제 2의 가정으로 그대로 옮겨오는 부분이 매우 많다.

이 책에서 다루려고 하는 것은 제 1가정의 부정적인 정보를 정화하고 제 2가정의 삶을 행복하게 창조하는 것이다.

생체학적 유전자를 바꾸는 일은 과학자의 몫이겠으나 부모가 양육하는 과정에서 아이의 일생을 창조할 수도 있고 경영하는 능력을 배양해 줄 수 있다는 것은 우리의 절실한 희망이다. 또한 전문적 최면 치료자에게 오고 갈 필요없이 엄마가 아이에게 젖 먹이듯 직접 전해주는 진정한 메시지야말로 세상에서 가장 강력한 최면이다.

아이 모습을 볼 때마다 엄마 자신의 거울로 삼아 진지하게 느껴보라.

사소한 표정이나 반사적인 행동들을 눈 여겨 보면 바로 여러 면에서 아이의 그 모습들이 바로 자신의 모습임을 발견하게 된다. 어떤 변형이 있더라도 아이의 그 모습은 나름대로 자신을 대변한다.

자기 최면을 일상 명상으로 하는 사람만 좋아지는 것이 아니라 같이 호흡하는 가족간의 분위기, 대화 내용, 자녀들의 습관 등이 보너스로 좋아진다.

최면을 응용할 때에 요주의 해야 할 사항이 있다.

– 최면을 주도하는 엄마의 행동을 바라보는 자녀들이 어느 때보다 예민하게 반응하므로 신중하게 행동 해야 한다.

– 지금 아이에게 주기 시작한 최면이 아이에게는 제 1가정에서 받은 최면, 그 소중한 기억의 체계와 구조이며 제 2가정으로 이어질 최면이 됨에 유의하라.

–아이가 과거의 잘못된 것을 엄마 최면으로 고친 이후에, 부모가 예전과 똑같은 일을 반복한다면 새로운 변화를 더 이상 기대하기 어렵다. 악순환을 만들어 아이가 모순과 불신으로 곤두박질칠 지도 모른다.

존재(being)와 행위(doing)는 종이의 양면처럼 어느 한 쪽도 버릴 수 없이 필요하고 중요한 것이다. 한쪽은 더럽고 구겨지고 다른 한 쪽은 깨끗하고 윤 나는 그런 신기한 재질의 종이가 가능할까? 자녀의 행복과 성공, 훌륭한 인격 성장을 희망하는 만큼 부모 자신도 그에 걸맞은 노력과 성장과 변화를 해 나가야 한다.

4. 간접 최면을 자연스럽게

아이의 말과 행동에 변화를 주려 할 때마다 전문 최면 시료 때처럼 아이를 의자에 앉게 하고 조명을 조절하고 다른 방해를 받지 않게 하기 위해서 밀폐 공간을 택하게 된다면 어떨까? 아이는 부자연스럽게 느낄 것이고 쉽게 다가오지 않을 것이다. 자연스럽게 엄마의 호소(?)를 강한 무기로 최면을 쏟아 부어주면 꽃밭에 스미는 빗물처럼 사랑과 희망이 자랄 것이다.

소개할 예문들을 참고로 하되 지혜로운 독자들은 자신의 아이에게 더 유익하고 훨씬 더 적합한 내용을 만들 수 있을 것이다. 아이와 가족들의 개성과 환경에 맞춰 효과적 최면을 해 주기를 바란다. 우리의 주변과 내면에서 최면의 자료와 재료들은 얼마든지 찾을 수 있다. 창의력을 발휘하여 시행을 거듭하다 보면 신나는 발견과 새로운 기쁨이 무척 많을 것이다.

열린 마음으로 아이를 바라보면 아이의 긍정적 가능성이 엄마 마음의 눈에 잘 보여서 축원의 말들이 최면 속으로 펑펑 쏟아질 것이다. 우리에게 미래가 희망일 수 밖에 없는 것은 우리가 날마다 과거보다 나은 변화를 시도하기 때문이다. 모든 인간은 더 나은 능력을 창조하고 더 나은 일을 성취하기 위해 이 세상에 태어나 진화해 나가고 있다.

부모가 자신에게
평화와 사랑의 메시지를 주고,
시각적, 청각적, 감정적으로 명쾌하게 느껴
편안해진 후에
아이에게 말하고 표현하고
신체적인 접촉을 할 것을 강조한다.

누구 먼저?

거의 30여 년 전 비행기를 탔을 때의 이야기이다. 여성 승무원이 손과 몸 동작을 하면서 응급시에 취해야 할 행동들에 대한 설명을 했다. "비행 사고 시에 산소 호흡보조기가 머리 위에서 자동으로 떨어집니다. 우선 자기 자신부터 호흡기를 입에 착용한 후에 아이들이나 타인을 도와주도록 합니다." 나는 아연

실색 그 설명에 동의할 수 없었다 …… 아이부터 산소 호흡 보조기를 부착해주어야지 어떻게 나부터? 그러나 그건 내가 관여할 바가 아니라 생각하며 지나쳤다. 그 이후 여러 번 비행기를 탔고, 똑같은 설명을 들었지만 그 때마다 응급 시 산소 호흡 보조기를 내 코와 입에 먼저 착용하는 일에 대해 동의할 수 없다는 생각은 변하지 않았다.

그러나 내가 MF로부터 정신 분석을 받고, 최면과 NLP를 공부하면서 자신의 정화와 안전과 건강에 대한 배려가 첫 번째 해야 할 일이라는 것을 깨달았다

아이를 건강하게 키우고 싶은 엄마, 아이가 즐겁게 자라 행복하게 되기를 기원하는 엄마, 아이가 성공할 수 있는 사고와 습관을 길러주고 싶은 엄마라면 지금 곧 자신의 몸과 마음의 상태부터 살펴보는 일이 급선무이다. 우리가 비행기를 탔을 때 비행 사고 시 응급 대처하는 산소 호흡 보조기를 엄마 자신이 먼저 부착하고 나서 아이를 구할 수 있는 것처럼 엄마가 먼저 자신의 안정된 정서를 가지고 일상을 영위하는 실천을 해야 한다.

오늘부터 주문처럼 외우자 《엄마 먼저!》 《엄마 먼저!》…

아이에게 신선한 공기, 깨끗한 음식, 안정과 포근함을 주기 위해 눈에 보이는 집안 곳곳을 청소하고 소음을 막을 수 있도록 하고 다정한 음성의 대화를 나눌 수 있도록 하라. 엄마 자신의 마음 상태, 몸 가짐, 건강도 아이가 안심하고 가볍게 느껴지도록 하자. 아이는 바깥의 어떤 물리적인 환경보다 부모에게서 받는 영향은 크다. 바깥의 영향이 그냥 음식을 먹는 수준이라면, 부모의 영향은 영양제가 매일매일 아이의 혈관 속으로 직접 들어가는 것과 같다.

이 책에서 소개하는 최면 요법은 전문가에게서 받는 최면 상담이나 심리치료와는 다르다. 엄마들이 일상 생활에서 쓰는 언어와 마음 가짐과 태도에 의식적으로 집중할 수 있도록 돕고, 소중한 시간들을 자연스럽게 효과적으로 쓸 수 있게 하는 최면요법이다.

이제 스스로 최면과 명상을 통해 진정으로 원하는 것, 바람직한 것, 더 나은 삶을 창조해나갈 수 있을 것이다. 그것은 놀라운 축복이다.

손 최면

우리에게 두 손이 있다. 두 손이 함께 협력하여 거의 모든 일을 이루어간다. 우리 한국인들은 관습적으로 오른 손과 왼 손을 차별한다. 서양인들 중에서도 비슷한 편견을 가지고 구별하는 사람들도 있다. 그러나 두 손은 한 몸에 붙어 있으며 각각 다른 용도로 쓸 수 있지만 최종적으로는 같은 일을 도모할 수 있는 좋은 협력자이기도 하다. 왼손이 못 생겼거나 싫다고 해서 떼어내는 사람은 없다. 오른손이 힘이 세고 또 자주 사용한다 해서 오른손에게만 영양을 공급하는 일도 없다. 일에 따라 본인이 왼 손이나 오른손을 선택하여 쓸 뿐이며 많이 쓰는 손은 강해지고 능력이 계발되며 잘 안 쓰는 손은 자연히 약해지고 둔감해지게 마련이다. 나아가 우리의 모든 생각과 행위는 의식적이든 무의식적이든 자신에 의해서 선택하여 추구된다.

(이 장에서 예를 든 〈손 최면〉은 그 선택을 연습하는 것이다)

손, 발, 눈, 코, 입을 모두 포함한 우리 몸은 하나이며 우주의 축소판으로 일컬어진다. 우리에게 익히 알려져 있는 수지침은 손 안에서 몸 전체의 혈과 기를 잡고 손에 침을 놓아 전신을 치료한다. 우리의 모든 신체 동작은 손과 연결되어 있기 때문이다.

30여 년 전 무슨 근거에서였는지 여성의 얼굴, 눈, 입술 등 다른 부위의 화장보다 손톱 화장이 여성의 마음을 더 위로해주고 기분을 향상시켜준다는 기사가 실렸었다. 여성이 남자보다 손을 더 많이 사용하기 때문일까? 손을 보살피고 아껴주면 자기애와 자존감이 강해진다고도 했다.

우리가 몸 동작 중에서는 손동작에 민감한 것은 사실이다. 손에 시선 집중이 되는 것은 자연스럽다. 사람들의 손과 손금도 같은 사람이 하나도 없이 모두가 다른 모양, 움직임, 속도, 스타일을 갖는다. 사람마다 개성과 특징이 고려되고 다양한 만큼 우리의 인생도 유일무이하게 창조되고 전개된다.

이런 손을 상징적으로 잘 사용하면, 우리의 느낌과 생각과 의도를 집중하여 우리 삶을 개선하고 창조할 수 있다. 나의 손을 자주 바라보고 비벼주고 부드럽고 촉촉하게 유지하여 다음의 연습을 하자.

1. 바르게 앉은 자세(다리를 꼬지 않고 평행으로 둔 편안한 태도)에서 호흡을 한다. 숨을 들이 쉬고 하나 … 두-울 … 세-엣, 숨을 내쉬고 하나 … 두-울 … 세-엣, 이렇게 3번-5번을 반복하여 심신을 이완시킨다.
2. 두 손을 펴서 보기 편하게 무릎 위에 올린다. 두 손을 오늘 처음 본 것처럼 자세히 보고 손뼉도 쳐서 소리도 내어본다. 피부의 색상, 손가락 하나하나의 모양, 움직임, 손금이나 손 주름, 손톱에 매니큐어가 있다면 그 색상과 디자인 등을 섬세하게 느껴준다.
3. 두 손 중에 자신이 더 선호하는 한 손을 올려 시선에서 조금 가까이 하고, 다른 한 손을 아래로 내린다. 먼저 올린 손을 바라보면서 자신이 원하는 상태, 즉 희망의 손을 창조한다.

〈〈손 1〉〉

〈나는 금연가이다〉… 현재 담배를 피우고 있지만 담배를 끊고 싶을 때 담배를 아예 피우지 않는 완전한 상태를 희망한다.

〈나는 건강하다〉… 현재 앓고 있는 병이 있지만, 자신이 건강했던 그 때처럼 완전히 건강한 상태를 확신한다.

〈나는 편안하다〉… 현재 여러 면에서 복잡하고 피곤한 상태이지만 자신이 원하는 아주 편안하고 행복한 상태를 상상한다.

〈나는 체중이 적당하고, 건강하며 보기 좋은 몸매이다〉...현재 살이 쪄서 거동이 가볍지 못하고 옷을 입어도 맵시가 나지 않지만, 날씬하고 건강한 몸매의 나를 창조한다...

〈나는 기쁘다〉 〈나는 행복하다〉 〈나는 부지런해〉 … 자신의 감정과 습관을 자신이 뜻하는 대로 확정한다.

이렇게 자신의 손을 들고 자신에게 약속하듯이 자신을 설득하듯이 긍정적 결과를 확신한 뒤에 손을 내린다.

4. 이제 다른 한 손을 들고 자신의 현재 감정, 어려움, 습관, 질병 또는 문제를 떠올린다. 떠오른 문제나 상태를 외면하거나 미화하지 않고, 보이는 그대로 들리는 그대로 느끼면서 용서의 손을 생각한다.

〈〈손 2〉〉

〈담배 피우는 것〉 … 현재 담배를 피우고 있지만 담배를 아예 피우지 않았으면 좋겠어

〈나쁜 건강〉 … 자신의 질병이나 현재 앓고 있는 병이 있어, 통증이 고통스러워

〈괴로움〉 … 여러 면에서 복잡하고 피곤해, 괴로운 일이 생겼어. 잘 이겨내고 싶은데

〈나는 보기 싫은 몸매이다〉 … 살이 자꾸 쪄서 거동이 가볍지 못하고 옷을 입어도 옷 맵시가 안 나고 … 작년에 입던 좋은 옷들도 영 잘 맞지가 않아, 어쩌지?

당뇨 수치도 올라가고 …

〈폭음〉 … 나는 술을 너무 마신다. 그래서 내 건강이 얼마나 엉망인지 잘 알지? 그리고 가족들의 걱정은 어떻고 … 내 선배 아무개보다 내가 5살쯤

위로 보인다는 말 들었지? 술값으로 지출되는 돈은 어떻고? … 집에 거의 매일 늦는다고 마누라가 한 번만 더 늦으면 짐을 싸겠다고 했어 … 등등

〈폭연〉 … 담배 … 너무 오래도 피웠다. 간접 흡연이 더 나쁘다고 하니 아이들을 생각해야지 … 어디를 가더라도 밖으로 나와서 담배를 피워야 하니…의사에게 경고도 받았었지 … 참 나는 왜 이렇게 오랫동안 담배를 피웠을까? 한심하다, 한심해 …

〈분노 조절〉 … 나는 성질이 급하다. 화만 나면 잠시를 참지 못하고 마구 욕설을 하고 공격을 하지, 그러니 내 옆에 있는 사람들은 참 힘들었어. 내가 생각해도 나는 왜 이 모양일까?

〈폭식〉 … 밥도 급히 먹고, 배가 불러도 계속 감각 없이 더 먹는 습관... 왜 그럴까? 지난번에도 소화불량으로 소화제를 먹고서도 꽤 힘들었지...음식을 적당량만큼만 먹는 것, 천천히 먹는 것, 맛있게 느끼면서 먹는 것… 이것이 왜 난 힘들지?

5. 이제 두 손 〈〈손 1〉〉 과 〈〈손 2〉〉를 동시에 같은 높이로 올린다.
   〈〈손1〉〉에는 개선된 상태, 〈〈손 2〉〉에는 현재 최악의 상태를 주입한다.
6. 눈을 감고 심호흡을 3-5번 정성들여 한 후 눈을 뜬다.
7. 나는 이제 새로 시작한다. 이렇게 말한 후 스스로 하나 두울 세엣을 또박또박 셈과 동시에 희망의 손을 위로, 고통의 손을 아래로 빠르게 순식간에 교차하여 희망의 손 밑으로 고통의 손이 밀착되게 겹친다.
8. 자, 이제 새로운 나. 희망해오던 나!
   손을 보면서 기쁘게 맞이한다. 이루어진 결과, 성취한 자신을 마음껏 기뻐해주고 칭찬해주자. 만족할 만큼 느껴졌으면 다시 두 손을 내린다.
9. 다시 5번으로 돌아가서 8번까지를 정성스럽게 진행한다. 자신이 명쾌하게 확신이 설 때까지 하여도 무방하고, 자신의 문제나 희망사항에 따라서

따로따로 수행해도 좋다.

손 최면을 수시로 이용하고 여러 면으로 응용하면 부모 자신이 수행을 할 수 있고 아이들의 나쁜 습관도 개선할 수 있다. 어린 아이들과 엄마가 함께 재미있는 놀이로 만들어서 해도 효과는 아주 좋았다.

우리의 나쁜 습관과 부정적 감정은 대부분이 타인에 의한 선입견의 주입이나 자신의 한정된 경험의 소산이다. 특히 가까운 혈연이나 친구 친지 등에게서 받게 되는 영향이 낯선 사람이나 관계가 먼 이들에게서 받는 것보다 훨씬 많다. 바로 지나버린 〈어제〉라는 시간도 되돌아갈 수 없다. 그럼에도 불구하고 대부분 사람들은 먼 과거의 아픈 기억으로 인해 고통 받고 있다. 그 달갑지 않은 과거를 안고 살아가고 있으니 이것이 첫 번째 정화해야 할 바로 그것이다. 《나의 지금, 여기에 있는 나》를 가장 새롭고 명쾌하게 느낄 수 있도록 만드는 것이다. 그래야만 내 앞에 있는 아이들과 함께, 오늘 하루를 충분히 느끼며 살수 있다. 순간순간 밝고 긍정적이며 생생한 삶을 엮어가는 것이 진짜 인생을 사는 것이다.

이유 없이 슬픈 엄마, 걷잡을 수 없이 화만 내는 아빠는 아이들 불행의 출발이다. 이제까지 물들여진 자신의 지난 시간 기억과 상처를 말끔히 지워내는 최면을 먼저 시작하자. 그래서 아이들에게는 정말로 신선한 인생을 창조해주자. 물이 그대로 스며드는 목화 솜처럼 아이들은 엄마의 최면에 들어가 엄마의 모든 것을 흡수하며 행복하게 자라날 것이다. 이 점을 독자들이 명심할 수 있다면 필자의 소망은 이뤄졌다고 하겠다.

III. 최면의 바이러스

1. 엄마는 100명의 의사보다

가장 가까이에서 아이의 아픔을 가장 먼저 느끼는 사람은 엄마이다.

아이가 병이 났을 때 이유 모르게 열이 날 때 여러 번 응급실로 달려가곤 한다. 아이가 병이 났을 때 울다 잠든 아이를 바라보며 엄마가 밤을 지새우는 일은 다반사다. '엄마 손은 약손', '엄마 손은 약손' 하며 주문을 외우면서 배를 주물러주고 물수건으로 이마를 식혀주고 품에 안고 다독여 주며 밤을 지세웠다.

어느덧 사춘기가 된 아이가 〈큰 벼슬〉이라도 하는 냥 어이없는 생각과 행동으로 엄마의 가슴에 화살을 꽂을 때 얼마나 아픈지. 세상 전체가 흔들리는 것 같기도 했다. 사춘기를 제대로 느껴보지도 표현해보지도 못하고 자라온 우리 세대가 미국으로 건너와서 맞게 된 이 당혹스런 상황은 아픈 〈병〉이고 승패가 없는 〈싸움〉이다.

아이들이 어렸을 때는 신체의 병으로 의사를 찾고, 자라서 마음의 병을 앓거나 마음을 건강하게 만들기 위해 정신 전문의와 심리 상담가를 찾는다.

옛날 초등학교 운동회 때 걸었던 표어가 생각난다. 〈튼튼한 몸에 건강한 정신〉. 50년 전으로 돌아갈 수만 있다면 그 표어를 이렇게 바꿔주고 싶다. 〈건강한 정신에 튼튼한 몸〉이라고.

필자의 아이들은 이제 자라나서 더 이상 나의 도움이 필요가 없게 되었다. 그렇지만 구태여 이 책을 쓰는 것은, 여러 해 동안 학생들과 어머니들을 상담하면서 얻게 된 경험과 지혜를 나누고 싶어서이다. 나를 찾아준 내담자들은 물론 나의 세 아들과 쌓아온 이야기들을 풀어내어 지혜를 나누고 싶어서이다.

그 동안 자녀 교육과 부모 역할에 대해 고뇌하며 노력해온 상담자와 내담자들의 노력과 아픔, 나 자신의 노력을 쏟아놓은 이번 저서는 이전에 펴낸 시집이나 수필집과는 성격이 분명히 다르다. 나 자신도 정신분석을 받았고, 상담심리학과 라이프 코칭, 최면 치료, NLP를 공부하면서 그들과 함께 긴 터널을 통과하여 마침내 찾아낸 우리들의 〈빛〉이 이 책에 서린 것이다.

부모들이 유념해야 할 사실은 모든 아이들이 모태를 떠나 세상에 나온 그 순간부터 신체적으로나 영적으로 성장하고 진화하는 지극히 자유로운 존재라는 것이다. 부모는 그렇게 소중한 존재들에게 꺼지지 않은 등불이요 유능한 의사이며 가까운 친구이자 엄격한 재판관이다. 이 세상의 모든 엄마는 100명의 의사보다 더 가까이서 깊은 지혜로 아이들을 환히 비추어 나아갈 것이다.

2. 아이의 진단명은

아이의 병에 대해 엄마가 원인, 아빠가 원인…이렇게 이야기를 시작하면 어떤 부모들은 상담실 문을 박차고 나갈 지도 모른다. 그러나 필자는 엄연한 진실을 숨길 수도 없고 돌려서 말하지도 않는다. 아이들의 성장과정에서 겪는 방황과 정신 심리적 발병은 많은 경우에 부모가 그 원인이 된 것이다. 〈잘 못되면 조상 탓이요, 잘 되면 나의 공〉 이라는 통속적인 속담을 말하는 것이 아니다. 이 정확한 사실을 받아들이지 않는 아집이 행복으로 가는 길을 막고 있다.

성장과정에서 우리가 부모로부터 받은 모든 것은 우리에게 최면을 걸고 있다. 우리 자녀들도 우리의 매일의 언행에 의해 알게 모르게 최면이 걸린다. 아이의 내면에 현재에 형성되어 가고 있는 그 인성은 잠재되어 있다가 성장을 마친 후에 아이 속의 아이, 그때 그 나이, 그 상태의 아이로서 매 순간 실제 삶에 개입하게 된다.

부모와 자식 사이, 아니 모든 인간 관계는 말이나 행동만으로 의사가 전달되거나 교감되는 것은 아니다. 바라보는 시선, 목소리, 몸짓, 태도 등과 기억으로 남겨지는 에피소드, 다른 상황마다 다른 취향, 선택, 동의 또는 공감, 익숙하게 반복되는 말, 의견, 태도, 결과, 효과 등 많은 요소들이 커뮤니케이션에 개입하고 그 모든 것은 머리와 가슴에 저장된다. 그 기억들이 의식과 잠재의식과 무의식에 나뉘어 저장되어 컴퓨터의 바탕 화면처럼 깔려있다가 언제 어디서나 반사 반응으로 작용한다.

생각과 감정이 사람 사이에 정확하게 전달되는 것도 아니다. 그것은 상담 중에 늘 확인하게 되는 것인데, 일반적으로 부모와 자식 간에는 상상하기 어려운 정도의 오해와 반목이 쌓여있다. 최면은 그것들을 버리고 지우고 정화할 수 있다.

미국 이민 생활 경험에서 확인한 것이 있다. 흔히 문화 교육이나 예술 활동이라 하면 절실한 의식주를 해결한 다음에 생각해 볼만 한 것이라 치부하고, 또 그런 일에 종사하는 사람들에 대해서도 밥 걱정, 돈 걱정 없는 팔자 좋은 사람이라 빈정대기도 한다. 그러나 다인종 다문화가 공존하는 이곳에서 한국문화 예술을 가르쳐 오던 과정에서 나는 문화나 예술이야말로 인간 사회의 의식주 속에 포함되어 있는 삶의 근본 요소라는 것을 깨달았다.

문화는 어떤 교육이나 활동 이전에 발생되어 아주 까마득한 옛날부터 이미 최면되어온 것이다. 각 인종마다 말하는 것, 표정, 제스처, 음식과 주거 양식 등이 삶의 양식으로 형성되어 있어서 아주 강한 〈사회적 최면〉을 걸고 있다. 마침내는 〈문화와는 싸울 수 없다〉라는 사회적 결론에 도착할 만큼 엄청난 위력을 과시하는 최면이 되었다.

집집마다 목소리와 말투와 분위기가 다르다. 그것은 평소 집안 구성원이 쌓아온 문화요 최면이다. 세상에 태어나 맨 처음 접촉하는 사람, 가장 가까이에 존재하는 사람, 가장 오래 같이 살아가는 사람들에게서 아이들은 느끼고, 모방하고, 배우며 자란다. 그 환경과 여건은 고향의 보금자리처럼 편하다. 부모는 이렇게 편안한 문화의 보급처이면서 온갖 병의 온상이기도 하다. 심신의 유전자와 생활 환경으로 인해 아이들에게 나타나는 모든 것은 부모와 관련이 있는 것이다.

'원인이 없는 결과는 없다' 는 것을 우리는 안다고 자처하며 살고 있다. 나와 자식 사이에도 원인이 없는 결과는 없다 란 진리를 수용하는 순간, 진정한 엄마가 될 수 있다고 믿는다. 이 글을 쓰는 나와 이 글을 읽는 모든 이와 더불어 자신의 어린 시절 기억으로 함께 돌아가 보면 자신의 말 버릇, 표정, 몸짓, 사고방식 등이 얼마나 부모와 똑같은지 살펴보자. 어떠한가. 사과 나무 밑에는 사과가, 배나무 밑에는 배가 떨어지며, 가을 단풍도 빨간 나무 밑은 붉은 잎들이 쌓이고, 은행 나무 밑은 흩어져 쌓인 잎들이 온통 노오랗기 마련인 것이다. 그렇다면 나의 자식들 또한 예외가 아니라는 것은 너무도 당연하다.

아이들에게서 심신의 질병이 나타났을 때, 반드시 부모 생활을 점검해야 한다. 예를 들어 발병 요인을 찾기 위해서 여러가지 질문이 있다. 주로 먹는 음식, 가족의 병에 대한 내력, 신체적 특징, 정신유전병 유무, 습관, 직업, 환경 등이다. 배탈이 났을 때는 먹은 음식이 무엇이었나를 물을 것이고, 아이에게서 당뇨가 발견되었다면 부모가 단 음식을 많이 제공하지 않았냐고 물을 것이다. 아이에게 정서 불안이나 심리 문제가 나타났을 때는 더 깊은 정서적 환경에 대해 물을 것이다. 누구의 탓인지를 가리자는 것이 아니고, 죄의식을 만들어내려는 것도 아니다. 정확한 원인을 가까운 곳에서 먼저 살펴보자는 것이다.

부모와의 상담이 성공적으로 진행되면 엄마가 진단하는 아이 병이 전문 의사가 진단한 내용과 거의 정확할 때가 많다. (단 엄마가 건전한 정신과 일반 상식과 의학적인 교양이 크게 떨어지지 않았다는 조건이 붙는다.) 이렇게 엄마의 설명과 협조가 아이를 치료하는데 결정적 도움이 된다. 엄마가 만들어준 음식을 먹고 배탈이 났다면 엄마가 음식재료나 보관 상태 등을 면밀히 검토해보는 것처럼 정신 심리의 증상이 생겼을 때도 일상의 일들에 대해 엄마가 구체적으로 느끼고 설명할 수 있어야 한다.

말하기 전의 어린 아이가 칭얼대거나 말썽을 부리는 데에도 그들 나름대로 이유가 있다. 이 때에도 엄마의 직관만큼 정확하게 아이의 문제를 짚어내는 것은 없다. 아이들에게 나타나는 어떤 현상이라도 〈핑계 없는 무덤은 없다〉라는 속담만큼이나 명백한 이유가 항상 숨겨져 있다. 〈아이가 어렸을 때는 작은 걱정, 자라서 크면 큰 만큼 근심은 크다〉고들 하는데 아이들이 성장하는 비례대로 축적이 되어 있을 터이니 그도 또한 정답일 것이다. 그래서 어렸을 때 문제를 방치하면 〈호미로 막을 것을 삽으로 막는다〉는 옛날 말처럼 많은 사람들이 힘든 경험을 하게 된다.

나쁜 습관이나 행동만이 그렇지는 않다. 좋은 기전도 탁월한 능력도 마찬가지이다. 아이를 키우는 엄마들이 완벽한 엄마, 완벽한 양육이라는 것이 정해져 있을 수 없다는 결론에 동의한다. 우리 세대의 엄마들과 함께 지나온 경험과 전문의들 치료 방안이 함께 협조하고 엄마의 사소한 말, 작은 실천이 아이에겐 큰 도움이 된다는 것을 확언한다.

어떤 문제나 병이 있는 아이들을 효과적으로 치료하려면 가족 전체가 함께 상담을 받아야 한다. 가족 모두가 함께 상담 치료를 받으면 부분이 아닌 전체를 다룰 수 있고, 서로에게 건강한 에너지를 주고 받을 수 있어 도움이 된다. 가족 중심이 되어 새로운 인생을 창조하는 법을 배우고 실천하여 온 가족이 행복하자는 것이다. 모든 선택이 반사적으로 보여 아주 짧은 순간에 이뤄지지만, 거기에는 어려서부터 느끼고 배우고 습관되어온 많은 자료와 사고 방식과 행동 방향이 관여한 것이다. 선택은 그 사람 나이만큼의 긴 시간 동안 최면되어 온 에너지가 발현된 것이다. 우리의 의식과 잠재의식과 무의식은 우리 자신의 것이고 우리가 만들고 운영할 수 있어야 한다. 그것을 느끼게 하고 스스로 다루어 나가 그 에너지와 지혜를 창조적으로 활용하자는 것이다.

이제 엄마인 나부터 매 순간 기쁨과 긍정적인 생각과 성공과 행복을 선택하고, 나의 아이들도 성공과 행복을 위한 선택을 할 수 있도록 매 순간 엄마 사랑의 최면을 걸어주자.

3. 엄마와 아이 사이

자식과 엄마 사이, 나의 아이는 나의 일부분을 나누어 창조한 이 세상에서 가장 가까운 사이, 가장 오래 기다린 인연이다.

우리 엄마들은 엄연히 독립 한 자식조차 나의 일부 혹은 전부로 느낀다. 이런 태도가 모든 엄마들에게 기쁨의 원천이 되고 동시에 혼동과 고통의 출발이 되기도 한다. 모든 어머니들은 아이를 기르는 긴 세 월 동안 엄마 성장통을 겪는다고 한다. 어머니들은 긴 세 월 동안 수십 번 아이를 낳는 것과 같은 고통을 겪지만, 아이를 맨 처음 안아보던 그 기쁜 순간의 기억으로 고통을 달래고 극복하며 아이들을 양육한다고 한다.

어떤 때 엄마들은 자식을 키우기 위해 태어났는가 싶은 생각에 종종 잠기지 않는가? 결코 그것만이 우리 인생의 유일한 목적은 아니지만 아이를 키우는데 쏟는 사랑과 에너지는 엄청나다. 엄마자신도 유일무이한 이 생에서 자신을 성장시키고 즐기고 행복해야 할 권리가 있는데 자식 양육에 자신을 희생하는 것이 못마땅할 수도 있겠다. 그런 점에서 자녀와 엄마가 함께 진화되며 행복한 꿈을 꾸어 함께 성장 하여야 한다.

아이의 자유와 엄마의 자유는 부단히 상충되지만 엄마가 강력하게 밀고 나가야 할 일과 아이에게 주어야 할 자유를 명백히 가리면서 살아가자. 아이를 성공하게 하는 힘은 엄마의 엄격함과 너그러움이 어울릴 때 만들어진다.

우리 자신의 몸과 마음 사이에도 불화가 느껴져 명상 등을 하며 일치되기를 모색하는데, 하물며 다른 몸과 마음을 가진 아이와 나 자신은 어떨까? 매 순간 희망과 행복이 기억되고 성공한 경험이 저장되는 내면을 만들라. 그것이 행복의 원리이고 성공의 시작이 된다. 역경과 실패를 극복하고 성공의 기적을 이끄는 에너지인 것이다.

나의 아이는 나보다 더 진화할 존재인 것을 인정하고 엄마 기대나 욕심을 내세우기 보다는 있는 그대로의 아이를 인정한 상태로부터 변화와 발전을 도모하자. 많은 상담 사례를 통하여, 엄마가 아이의 타고난 재능과 개성을 무시하여 아이가 자신감을 상실한 경우를 발견했다. 이미 잃은 자신감을 되살리는 데는 엄청난 노력과 갈등이 있게 된다.

엄마가 자녀를 키우고 교육시키는 것은 탁월한 기능만으로도 아니고 월등한 노동력으로만 되는 것도 아니다. 아이들이 가지고 노는 장난감 벽돌쌓기를 할 때처럼 함께 쌓아가다가 잘못 되면 부수어 다시 쌓아보면서 최상의 작품을 만들어가는 그것이다. 엄마와 아이가 살아가면서 창조할 인생이라는 프로젝트의 원칙은 〈정직과 신뢰와 존중〉을 바탕으로 한 놀이이다. 엄마와 아이 사이는 서로에게 유일무이한 존재이지만, 엄마와 자식이 서로에게 정직하게 된다는 것이 얼마나 어려운 것인지 자식을 길러본 사람들은 안다. 〈엄마의 정직한 느낌과 감정으로 자식의 반응과 감정을 그대로 인정〉하는 것이 쉽지 않는 일이며, 부정직하고 불투명하고 모순된 일들이 의식적 무의식적으로 수없이 행해지고 있다. 꾸미지 않고 느낌 그대로를 표현하며 서로 나누고 인정하는 것만으로도 자식 양육은 절반이상이 성공했다 할 것이다.

엄마와 자식 사이의 신뢰는 〈둘이서 쌓아온 역사〉이다. 어느 한 순간에 바꾸어지지 않고 의도적으로 바꿀 수도 없다. 아이는 모태에서 세상에 나와 엄마와 함께 하는 순간부터 엄마와의 기억으로 만들어진 결정체이다. 엄마가 아이의 뇌리 속에 한번 입력시킨 신뢰도는 오래 간다. 거기에는 타협이 불가능하다. 아이가 성장한 후에 그 기억과 감성을 누구도 바꾸기가 쉽지 않다. 한번 부정적인 기억과 불신이 저장되면, 부모와 아이 사이의 관계가 오랫동안 어려워진다. 아이들은 색안경과 같은 최면물로 세상을 보며 살게 될 것이며 그것을 치유하는 데는 기나긴 노력과 수행이 필요할 것이다.

오직 엄마의 대화와 분별있는 사랑만이 아이에게 진정한 신뢰를 회복해주고 고통과 곤란으로부터 자유로워지게 할 수 있다.

모든 커뮤니케이션에는 모순과 착각과 왜곡과 삭제가 작용되기 때문에 어린 시절의 기억 중에는 많은 부분이 수정되고 화해되어 정화해야 할 부분이 많음에도 불구하고 아이들은 엄마로부터 받은 보살핌과 함께 나눈 행동들을 기억하게 된다.

누군가가 우리의 인생은 한번밖에 읽을 수 없는 소설 책과 같다 했다. 또 〈로제거〉는 자녀들과 살아가는 인생은 부모가 자녀들 속에서 읽고 느끼고, 자녀들 속에다가 글을 써두는 것이니, 그런 점에서 자녀들은 〈한 권의 책〉이라고 했다고 한다. 자식이 부모에게 한 권의 좋은 책이 되기를 바란다.

4. 엄마의 하루

하루, 아이와 함께 새로운 첫 날을 창조하기 위해서, 아침에 세수할 때, 이를 닦을 때, 머리를 빗을 때에 자신의 마음도 깨끗이 하는 느낌을 가지자. 가슴으로 마음을 정리하는 느낌을 가지고 머리를 빗자. 화장을 하는 동안에도 자신의 아름다운 외모에 애정어린 마음, 눈빛으로 바라보아 주자. 머리에서 얼굴 전체, 눈, 코, 입, 귀 하나하나를.

자신의 마음을 느끼고 자신의 외모를 충분히 느끼고 자신의 현존을 인식할 때, 그 순간(적어도 그 순간만이라도) 우리는 무거운 생각과 걱정에서 해방된다. 내가 나에게 베푸는 사랑이야 말로 자기 자신을 신뢰할 수 있는 가장 큰 힘이다.

(1) 아이와 눈을 맞추며 웃었는가?
   말과 몸짓으로 엄마의 사랑을 전했는가?
   고마워, 잘했어, 자랑스럽구나…라고 말했는가?
(2) 아이에게 무슨 일을 어떻게 해주어야 할 지 모른다면, 지금까지 아이에게 하고 있던 일 중에서 그만 두어야 할 일을 생각해보자
(3) 부모가 원하는 것만 강요하지는 않는지 … 아이에게 필요한 일에 집중하고 그 일을 조명해주자. 엄마의 목표와 아이의 목표가 어떤지 생각해보자.
(4) 해야 할 일과 하고 싶은 일을 구분하고, 해야 할 일부터 시작하자.
(5) 먼저 모든 엄마들은 자기 자신 안에 있는 아이 즉 자신의 어린 시절을 돌아볼 시간을 갖자.

   내 안에 있는 또 하나의 나를 찾아서 만나보도록 한다. 현재 자신의 내면으로 들어가 또 하나의 자신을 마주 바라보라.

지금 현재의 나와 기억 속의 자신을 비교해보며 허심탄회한 대화를 하며 만나자. 마치 지금의 내 아이와 마주하듯이. 내 안의 나는 지금 몇 살인가? 어떤 기억 속에 있는가? 무엇을 갈망하는지? 어떻게 반응, 행동하는가?

⑹ 임상심리학이나 정신심리 분석학 분야의 훌륭한 분들의 좋은 저서들이 많이 출판되어 있다. 진실로 건전한 여성, 좋은 엄마가 되기 위해서는 그런 책을 읽어보아야 한다.

⑺ 내가 나의 아이를 사랑하는 만큼 나 자신을 사랑해주자. 자신을 사랑하는 만큼 아이에게도 사랑을 베풀 수 있다. 기억해두자. 〈나를 사랑하는 만큼 자식을 사랑한다〉 는 것을.

⑻ 직장에서 일을 할 때, 집에서 가사일을 할 때 휴식하는 시간을 갖자. 잠깐이면 된다. 자신을 위한 행복한 시간, 편안한 단 몇 분이라도 할애하자. 만족스런 휴식을 하는 데 처음에는 꽤나 긴 시간이 필요하지만 갈수록 짧은 시간 안에 휴식을 온전히 취할 수 있다.

⑼ 잠들기 전에 아이의 현재와 앞날을 축복해주자. 하루 동안 노력한 것에 대한 칭찬, 내일에 대한 기대와 관련되는 간단한 말을 해주고 포옹하자.

5. 자장가를 부르며

잠들기 전에 아이를 축복하자는 이야기를 하고 나니, 옛날 내 어머니가 들려주던 자장가가 잔잔한 파도처럼 밀려오는 것 같다. 어렸을 때 어머니가 자주 부르던 노래, 집안일 하시면서 콧노래로 부르시던 노래의 멜로디, 그 노래는 확실한 사랑의 최면을 걸어주었다. 어른이 되어 직장 생활을 하고 밀린 원고

속에 파묻혀 몸이 힘들어질 때면 나는 나도 모르게 어머니의 그 자장가를 흥얼거리곤 했다. 감기로 노래 소리를 못 낼 정도로 목이 잠겼을 때는 어머니의 노래를 상상으로 부르기도 했다. 그러면 어머니가 내 머리와 가슴을 어루만져 주는 듯하였다.

세 아이들을 낳아 기르면서 어머니가 불러주던 그 자장가를 아이들에게 자주 불러주었다. 특히 울보였던 둘째 아들에게 더 그랬다.

"자-거라 자-거라 우-리 아-가-야-
꽃-속에 잠-드는 벌-나비-같이
고-요-히 눈을 감-고
꿈-나라 가-거라
저-하늘에 저-별이
다- 질-때까지"

어머니가 그리울 때에도 나는 그 자장가를 부르곤 했다. 지난해 나는 날마다 어머니와 그 자장가를 불렀다. 암으로 투병하시는 어머니에게 진통이 몰려오는 시간이면 우리는 손을 꼭 잡고 그 자장가를 불렀다. 부르고 또 부르면 어머니는 혼절하시다시피 잠에 빠지셨고 나는 가사 없이 흥얼거리기만 했다. 나는 눈물에 젖어 어머니께 배운 그 자장가를 부르며 어머니가 투병하던 몇 개월을 견딜 수 있었다. 어머니가 세상을 떠나시기 전까지 나는 어머니를 꼬옥 끌어안고 하루에도 여러 번 그 노래를 부르고 또 불렀다. 우리 세 아이들도 이 자장가를 들으면서 할머니가 이 세상을 떠나시는 자리에 함께 앉아 있었다.

학창시절 여러 고전 음악 작곡가들의 자장가를 배웠지만 내 어머니의 자장가만이 나를 잠재울 수 있었다. 나는 그 자장가를 통하여 할머니의 진한 사랑을 내 아이들에게 전할 수 있었다. 아마도 그 자장가는 내 일생이 끝나도록 나를 위로해줄 것이고 어머니의 사랑을 느끼도록 해줄 것이다. 그 자장가는 내가 이 세상을 떠나도 나의 아이들에게 남아서 할머니와 엄마의 마음자리가 될 것이다.

나는 모든 어머니들에게 자장가를 불러주자고 청하고 싶다. 날마다 하루를 마치고 휴식에 들어가는 그 시각에 우리 아이들 신체와 영성은 밤새 쑥쑥 자랄 것이다. 삶이 항상 수월하지만은 않더라도 그 순간만은 엄마의 온정과 소망을 노래 속에 쏟아 부어주자. 자장가를 듣는 아이와 부르는 엄마 사이에 진정한 사랑과 희망의 최면이 걸릴 것이다.

오늘 밤부터 내 사랑하는 아이에게 자장가를 불러주자.

저녁 시간이나 잠들기 전에 아래에 소개된 방법을 따라 매일 명상 최면을 하거나 간단히 자기만의 신호와 방법을 만들어 단축된 최면을 하여도 좋다.

매일 명상과 자기 최면 방법은 아주 다양하기 때문에 기본이 되는 것을 소개한다.

최면에 들어가기 전에 자신이 얻고자 하는 것을 미리 생각한다. 피로회복, 근육 이완, 불안 해소, 신체 통증 해소 등 어떤 것이라도 좋다.

매일 명상 / 자기 최면 방법

1. 조용한 음악을 준비하거나 고요하고 편안한 공간을 찾아 앉는다. 눈을 감아도 좋고, 한 쪽 면의 벽을 고정하여 바라보아도 좋다.
2. 자신의 온몸을 이완시키자. 머리 가장 윗부분에서부터 아래로 천천히 아주 천천히 자신의 신체에 감각을 집중시켜 느껴준다. 머 … 리…, 앞 … 이

…마…, 뒷…머…리…, 귀…, 코…, 눈…, 입…, 앞…목…, 뒷…목…, 어…깨…, 쭈…욱 내려가면서 몸을 정성스럽게 느껴준다. …발등, 발 바닥, 발가락 하나씩 하나씩 … 마치 따뜻한 물이 천천히 몸의 위에서 아래로 내려가는 것처럼 상상해본다.

3. 심호흡을 시작한다. 크게 깊이 들이마신 공기를 온몸 끝부분까지 보내는 기분을 생생하게 느낀다. 들이마신 신선한 공기로 몸 안의 노폐물과 피로를 모두 내보내는 것을 실제처럼 생생하게 느끼라. 공기를 통해서 자신이 공급하는 이 에너지야말로 자신이 아는 자신, 자신이 위하는 자신, 자신에게 필요한 것을 만드는 힘을 보낸다. 편안함, 행복감이 온 몸으로, 몸 구석구석까지, 피부의 표면까지 전달된다.

4A. 숫자를 1에서 5까지 (또는 10까지) 센다. 1에서 5를 하나씩 세는 동안, 자신의 근육이 점점 이완되고 마음이 편안해진다. 자, 1(하 … 나 …)을 세고 호흡하면서 위의 3번 온 몸 이완의 과정을 정성스럽게 한다. 그 다음 2(누 … 울…)를 세고 다시 위의 3번의 온 몸 이완을 반복한다. 자신의 몸이 느슨하게 편안해진다. 3(세 … 엣 …)를 세고 위의 3번의 온 몸 이완, 아기 호흡, 신체 느끼기를 하며 계속 이완해나가면 마음이 편안하여 행복감이 가득하다. 4(네 … 엣 …)을 세고 위의 3번의 온 몸 이완을 하여 더욱 천천히 온 몸과 마음을 느낀다.

숨을 내쉬면 기분이 상쾌하다. 몸이 가볍다. 아 행복하다. 나는 매번 이 호흡을 할 때마다 자꾸 더 편안해지고 행복하다. 온몸이 부드러워져 새로운 일을 잘 할 수 있다. 마음이 편안해서 행복하다.

4B. 자신이 가장 아름답게 기억하는 장소 또는 좋아하는 곳을 택한다.

눈을 감고 위의 3번에서와 같이 숫자를 세면서 온몸 이완과 호흡을 한다. 호흡을 할 때 마음은 자신이 설정한 그 장소로 이동된다. 따뜻한 날씨, 아름다운 풍경, 향기, 새 소리, 물소리, 파도소리, 하늘, 하얀 구름, 넓게 펼쳐진….그 속에서 자신을 충분히 느껴주고 즐기게 한다. 편히 쉬고 행복함을 만끽하게 한다. 거듭 반복하여 3번과 같이 온몸 이완과 호흡을 거듭 반복함으로써 자신의 파라다이스로 이동하여 휴식할 때마다 몸은 조금씩 더 이완되고 마음은 더할 수 없이 편안하다. 언제든지 이렇게 눈을 감고 호흡을 하면서 이곳에서 쉬고 즐긴다. 나의 휴식처, 나의 에너지를 만드는 곳에서 나는 몸과 마음을 아주 충분히 쉬게 한다.

눈을 뜨고 일어날 때 몸의 근육이 이완되고 마음은 편안해져서 새로운 일을 쉽게 하고 , 아늑한 행복감을 느낀다.

4C. 3번의 온몸 이완과 같이 수를 천천히 세면서 호흡을 할 때마다 자신의 상상력을 충분히 사용하라. 머리 위에서 신비한 에너지와 향기 좋은 회복제와 같은 따뜻한 물이 뿌려진다. 기분 좋은 샤워를 할 때와 같이 그 물이 전신을 적신다. 먼지를 씻어내리듯 온 몸을 깨끗이 씻어 내려온다. 몸은 부드럽고 기분도 쾌적하다. 마음 또한 가벼워져 편안하다. 숫자를 세면서 깊은 호흡을 할 때마다 더 많이 이완되고 더 가뿐하고 편안해진다. 3번의 온몸 이완과 호흡처럼 숫자를 세고 호흡을 마칠 때 온 몸은 건조되어서 아주 경쾌하고, 가볍고 신선한 바람을 느낀다. 몸과 마음이 가벼우며 행복하다.

* 정해진 목표, 해결책, 소망이 있을 때에는 위의 명상 중에 4B에 이어서 최면한다.

5. 눈을 뜬다. 시야는 맑고 마음은 아주 가볍다. 몸은 새로운 감각으로 자연스럽게 움직일 수 있다. 편히 쉬었다. 아 행복한 시간 … 나는 최상의 기분이야.

6. 엄마의 행복 바이러스!

행복

사람 들은 행복에 대해 복잡하게 표현하는 것을 좋아하는 것같다. 행복의 조건도 많고 수준도 다르다. 이래서 행복하고 저래서 기쁘고 이래야 행복한 것이고 저러면 불행한 것이다 … 행복은 종합 선물세트와 같고, 불행은 종합 병원 같다.

결혼이라는 행복, 건강한 행복, 좋은 직장에 대한 행복, 자신의 용모에대한 행복….같은 시대를 살면서도 각각 다른 행복의 취향을 가진다. 손금이 똑같은 사람들이 없듯이 행복의 수치와 가치관도 모두가 다르다.

행복이 입학 정원이 정해진 일류 대학 입학하기나 취직 시험에서 점수따기와 같지 않다는 것은 다행스런 일이다. 혼자 소유하는 소장품이 아니라 여럿이서 공유할 수 있는 것이어 더욱 다행스럽다. 딱 정해진 규격품이 아니고 아주 자유롭게 표현되는 것이기에 얼마나 아름다운지 모르겠다.

이제 각자가 그런 행복한 마음을 가지고 최면을 사용하여 자신에게 가장 맞는 상태, 편안한 여건을 만들자. 불필요한 마음의 찌꺼기, 기억, 부정적인 생각을 지워버린 뒤 최면으로 행복을 창조하자. 필자가 마술이나 황당한 감정 놀이를 소개하는 것이 아니다. 자신의 진정한 마음을 찾아 신념을 갖고 행복을 창조하자는 것이다. 그 행복의 전체를 실제로 인지하고 그만큼을 모두 충분히 느낄 수 있도록 연습하자는 것이다. 피상적인 느낌이 아니라 생생한 사실로 느끼고 즐길 수 있도록 연습하자는 것이다.

이 과정 자체가 행복이며, 자주 머물고 더 많이 간직하게 될 때 행복은 낯설지 않은 우리의 일부가 된다.

불행

불행에 대한 하소연을 들어보면 참으로 많은 핑계와 이유가 있다. 만성질환과 같은 고통이 〈아주 큰 종합 병원〉처럼 쌓여있다. 행복에 대해서는 토를 별로 달지 않지만 불행을 이야기할 때는 왜 그리도 남 탓을 많이 하고 변명과 원망을 그치지 않는가.

한 사람의 내면에는 이상과 현실 사이의 갈등이 있다. 세상 어디에든지 의견충돌, 질투와 억지, 경쟁과 원한, 오해와 강요 등의 문제가 없는 곳이 없다. 그러나 우리가 인생의 여정 중에 여러 가지 일을 겪으면서 그 문제들을 해결하는 법을 배우는 것이다. 그 과정에서 문제를 좀더 잘 이해하고 타인에 대한 신뢰와 사랑도 배운다.

불행은 애초에 존재하지 않는다. 다만 인간의 마음이 만들어낸 것일 따름이다. 불행하다고 느끼는 그 순간이 곧 지금인가? 아니면 바로 전까지 느끼던 일, 겪었던 일, 반복되던 감정인가? 머물러 생각해보라. 조금 후에 있을 일에 대한 염려, 미래에 피하고 싶은 일, 과거에 이미 겪은 그 좋지 못한 일이 다시 일어날 것 같은 공포…이것들이 지금 당신에게 불행으로 느껴지는가?

그렇다면 심호흡을 하고, 자신의 마음 속으로 여행을 떠나자. 지금 정류장에서서 버스를 기다리고 있는가? 아니면 버스를 타고 불행을 고스란히 느끼면서 어디론가 가고 있는가? 지난날 어두운 불행한 기억과 부정적 습관을 정화하라. 행복을 만들고 건전한 힘을 키우는 새로운 버스를 타라. 기쁨과 보람을 느끼는 순간 순간을 창조하라.

내려라. 그 불행의 버스에서 내려서 버스를 갈아타라. 자신이 불행하다고 느꼈으면 그 불행의 버스를 타고서는 행복이라는 목적지로 가지 못한다. 버스에서 내려서 자신의 생각, 느낌, 습관을 바꾸어 새로운 느낌과 생각과 행동을 창조하라.

스스로 불행을 만들었다고 깨닫기 시작하는 사람은 그 순간부터 행복을 향해 가고 있다고 보아도 틀리지 않다. 자신이 자기 인생의 주인이고, 행복을 가질 권리가 있는 존재라는 것이 진리이다. 지금 내가 행복한 것도 건강한 것도 그 시점에서 출발하여 창조해온 것이다.

7. 부부 바이러스

첫 아이가 두 살쯤 되었을 때쯤 가정 교육에 대한 방송을 들었다. 성장하는 아이들에게 어떤 것이 가장 좋은 교육이냐는 기자의 질문에 미국 전 대통령 루즈벨트의 말이 인용되었다.

〈당신의 아이가 성공하기를 바란다면, 부부가 사랑의 모범을 보여주어라〉

우리는 알고 있다. 우리가 나눌 사랑이 포함하고 있는 중요한 요소와 구조를.

존중, 이해, 신뢰, 인내, 용서 등이 절실하게 모여서 이루어진 단어, 그것을 우리는 〈사랑〉이라고 불러야 한다. 목숨과 영혼을 남은 〈사랑〉을 전하고 실천하여 최고의 에너지를 나누어야 한다.

우리 부부는 만족할 만큼 사랑하며 살고 있는 지부터 점검해보자. 비단 루즈벨트 대통령의 말을 따라서가 아니라 가족의 행복, 불행이 부부로부터 시작된다는 것을 우리는 동의하기 때문이다.

순서 없이 자신에게 질문해보자

그 / 그녀를 바라보면 미소가 번지는가?

그 / 그녀를 책망할 때와 칭찬하는 일?

그 / 그녀와 함께 있으면 행복하게 느끼는가?

그 / 그녀가 하는 일을 반대할 때가 많은가?

그 / 그녀가 하고자 하는 일을 격려하는 편인가?

그 / 그녀의 일을 돕고 관여하고 싶은가?

그 / 그녀의 일에 참견하고 싶지 않은 마음인가?

다른 의견이 있을 때 대화를 하는가 아니면 그냥 마음에 담아두는가?

아이들을 위해서 싸움을 피하는 것이 옳다고 보는가?

아이들을 위해서 결혼생활을 지속해야 한다고 생각하며 사는가?

그 / 그녀가 나를 인격적으로 능력적으로 무시한다고 느끼는가?

부부의 대화 후에 부당하다고 느끼는가?

그 / 그녀는 사사건건 따지거나 불평을 하는가?

그 / 그녀의 안 좋은 성격이나 습관을 고칠 수 없다고 느껴지는가?

그 / 그녀가 이기적으로 느껴지는가?

성생활이 의무적으로 느껴지거나 사랑의 감정이 전해지지 않는가?

경제적인 의견을 함께 나누는가?

주변 사람들과의 인간관계에 대해서 의견을 같이 하는가?

서로의 다른 점에 대해서 인정하고 좋아하는 편인가?

부부의 관계가 가족 그리고 사회 또는 단체의 관계에 앞서서 가장 중요하다고 동의하는가?

부부는 싸우지 않아야 한다고 생각하는가?

싸울 때마다 이혼을 생각하는가?

싸워도 의견의 일치가 나오지 않는가?

싸움 후에 서로의 잘못에 대해 용서하고 화해하는가?
두 사람이 서로에게 잘한 점과 잘못한 점이 모두 있다는 것을 인정하는가?
의견 충돌이 있을 때 한 발자국 물러설 것을 의식하는가?
화해와 양보가 필요할 때 한 발 먼저 다가설 용기를 가지고 있는가?
이런 질문은 밤새도록 해도 계속하게 될지도 모르겠다.

일반적으로 부부 문제는 부부만이 알 수 있다. 불가침을 원칙으로 하지만 본인들이 부부 사이 어려움과 문제를 느낄 때에는 정신 심리분석 상담을 받아 보는 것이 지름길이다. 보통 심리 상담 치료로는 당시의 문제와 행동의 치료를 할 수 있다. 더 근본적으로 자신을 이해하고 자기 행동을 조정할 의향이 있다면 정신분석을 받아보기 바란다.

부부 바이러스

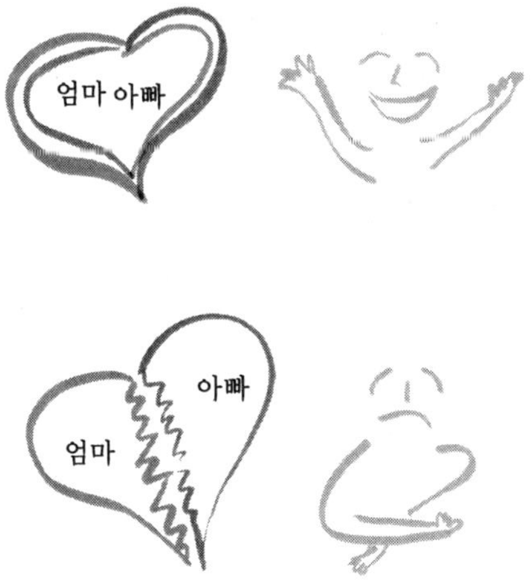

부부가 아무리 숨기고 위장을 하여도 부부 사이의 모든 것은 바이러스가 되어 아이에게 작용한다. 행복 바이러스, 불행 바이러스, 사랑 바이러스, 미움 바이러스, 고마움 바이러스, 원망 바이러스…

아이들은 부모의 모습과 행동에서 스폰지처럼 모든 것을 빨아들인다. 부모가 단지 보지 못할 뿐이다. 아이들에게는 부부의 모든 것이 스며들어있다가 어느 순간 빨간 물, 파란 물, 검은 물로 튕겨나와 주위를 물들인다.

매일 매 순간 부부의 모든 것이 내 아이 속으로 스며들어가고 있음을 상상해보면, 부부의 삶에 진실과 정직과 신뢰가 녹아있는 사랑이 이루어져야 한다. 언젠가 자식 속의 스폰지에서 아름다운 색상의 물이 흘러나와 아이의 미래를 아름답게 칠할 수 있도록.

이상에서 독자들은 부모와 자녀 사이의 연관성을 확인하였다. 이제 아이와 함께 할 새로운 삶이 그림으로 떠오르지 않는가!

아이에게 신체적인 접촉이나 감정이 실린 말로써 다가가기 전에
부모 자신이 자신에게 평화와 사랑의 메시지를 주고,
시각적, 청각적, 감정적으로 느껴 평안해져야 한다.

아이에게 입력해 둘 생활 중의 최면은, 〈인생은 재미있어, 행복해〉
〈인생은 경험을 향해 열린 세상〉, 〈엄마는 너의 편이다〉
〈실패는 경험의 일부이고 변환의 순간이다〉

8. 실패의 최면

학부모들과 상담에서 느낀 것은 하나같이 모두 실패를 싫어하고 두려워한다는 것이다. 실패한 사람을 동정할 때는 있으나 실패를 근본적으로는 피하고 싶어한다. 실패한 사람을 얕보기도 한다.

대개 부모들은 아이의 실패가 자신들의 인생 실패로 직결된다고 느낀다. 그 실수나 실패로 인해 모든 것을 잃어버릴 수 있다 생각한다. 실패는 손해로 직통되어 있다고 보는 편견이 지배적이었다.

실패는 성공의 어머니

이 세상에는 실패없이 성공한 삶은 단 한 사람도 없다. 실패 없이 살아갈 수 있는 사람은 없다고 단언한다.

인간은 태어날 때부터 실패를 경험한다. 태아가 자기에게 가장 완전한 환경과 편안한 어머니의 배 안에서 영원히 머물지 못하고 세상으로 나와야 한다. 자신의 의지나 계획에 의해서가 아니라 때가 되어 어쩔 수 없이 태어난다. 그것도 태아에게는 일종의 실패다. 태아가 이 세상에 태어나는 것 자체부터 실패의 경험이다.

그러나 그 실패야말로 아이 자신에게 새로운 세상을 열고 부모에게 환희이고 희망이다. 어떤 실패도 그 자체로 무의미하게 사라지는 일은 결코 없다는 것이 필자의 철학이다. 실패는 반드시 전환의 기회를 주고, 발전할 수 있는 계기를 주고, 보다 나은 힘과 지혜를 준비하게 만든다.

우리들이 어디선가 넘어졌을 때를 상기하자. 우리는 반드시 그 곳이 어디였던가 그 곳을 딛고 또는 짚고서 다시 일어났었다. 실패는 우리를 잠깐 멈추게 할 뿐, 다시금 일어서게 한다. 넘어진 곳은 더 멀리 가기 시작하는 지점이다.

많은 엄마들이 실패를 두려워하는 증증에 걸려있다. 자신들의 실패에 전전긍긍하여 아이들에게도 실패의 두려움과 괴로움을 그대로 물려주는 것이다.

아이들이 실패를 느낄 때, 성적이 저조해졌을 때, 그때가 가장 중요한 전환점, 좋은 기회가 된다. 실패할 때 기쁨을 맛보라고 한다면 나에게 매소키스트(masochist)냐고 비난할 독자도 있을 수 있겠으나 〈필요는 발명의 어머니〉라는 말이 우리를 쉽게 이끌어준다. 실패한 그 지점, 실패한 그 일에서 심사숙고하면 〈지금 무엇이 필요한가〉라는 생각에 집중할 수 있다. 평소에는 자신이 하고 싶은 일이나 다른 일에 시간과 관심과 능력을 쓰다가도 자신이 실패를 직면하게 되면 모든 에너지를 다 모아 잘못된 점을 시정하고 잘못 가던 길을 바꾸게 된다.

성공으로 방향 전환 하는 때

자신이 실패한 그 일 속에서 자신이 개선해야 할 것과 실패한 그 일 속에서 숙련되어 있던 힘을 재개발할 수 있고, 실패했으므로 버려야 할 것을 단호히 버릴 수 있고, 새로운 연구와 자료와 능력을 준비하여 다시 시작할 수 있다. 아이는 부모가 말하는 대로 되는 것이 아니라 부모가 행하는 대로 자란다. 늘 말로는 사랑하고 자랑스럽다고 하던 부모가 실패한 아이에게 희망을 주지 않고 격려하고 함께 해주지 않는다면 아이가 실패를 이겨내지 못하고 절망할 것이다. 아이의 실수와 실패를 거뜬히 용납하고 용기있게 다시 나아갈 수 있도록 손뼉을 쳐주라

실패의 원인에 대해서 섬세하게 들여다 보는 일이 다음 단계에 성공하기 위한 가장 중요한 것이다. 왜 실패했을까? 무엇을 어떻게 하는 것이 좋을까? 등에

대하여 아이와 함께 대화하자. 이때의 엄마의 말과 행동은 어느 때보다 확실하게 최면되어 남는다는 것을 기억하자

9. 두려움의 최면

접시를 깨게 될까 두려워하면서 설거지를 하면 어떨까? 물론 두려움 없이 설거지를 하다가도 접시를 깰 때가 있지만 두려워하는 사람일 수록 대개는 접시를 더 많이 깨는 것 같다.

아이들에게는 세상의 많은 일들이 처음인 경우가 많다. 아이들은 매순간 신기한 세계를 처음으로 맛보면서 하루하루 성장해 나간다. 그들이 대하고 있는 일마다 선입견 없이 새롭고 진지하게 해나간다면 그들은 자연스럽고 건전하게 성장할 것이다

우리 나라에 〈자라를 보고 놀란 사람은 집에 돌아와 부엌의 솥뚜껑을 보고도 놀란다〉라는 속담이 있다. 우리는 왜 자라를 무섭게 인식하게 되었을까? 일상 생활에서 우리의 부모들이 자라를 무섭고 흉하고 깨끗하지 않은 동물로 인지되도록 했을 것이다. 이처럼 부모들은 자신도 모르는 사이에 아이들에게 부당한 선입견이나 오해를 불어넣는다. 아이들은 어렸을 때 묶인 그 무형의 밧줄에 묶여 평생을 살아가야 하기도 한다.

두려움에 매어 있지 않은 아이들과 두려움에 묶여있는 아이들이 동일한 위험이나 장애에 직면해도 반응하는 방식은 현저히 다르다. 가령 같은 장소에 두 아이가 넘어졌다 했을 때, 한 아이는 뒤를 돌아보고 있을 뿐이고 다른 한 아이는 황급히 일어나 앞으로 뛰는 것과 같다.

조심성과 두려움은 구별되어야 하며, 긴장감과 두려움도 또한 다르다. 훈계

와 체벌 그리고 사랑과 관심, 이해와 용납을 충분히 받고 자란 아이들이 성공과 행복을 성취하는 능력을 훨씬 많이 갖춘다는 통계 발표는 이미 알려져 있다. 아이가 잘못 생각하거나 엉뚱한 행동을 했을 때 그 아이가 한 행동과 생각의 잘못된 부분을 지적하고 바꾸고 발전시킬 수 있는 방향을 제시하는 조언을 해준다면 아이의 두려움은 생기지 않거나 미미할 것이다. 이때 아이에게 주지시킬 것은 부모가 동의하지 않는 것은 아이 자체가 아니라 아이의 행동이란 것이다. 아이는 부모에 대한 신뢰감을 더 강하게 느낄 수 있을 것이다.

어떻게, 왜 이런 잘못을 하게 되었을까?

네가 잘못 생각해서 판단을 잘못 했구나.

어떤 점에서 잘못 되었다고 생각하니?

그 일이 있게 된 것은 잘 된 일이야. 그 일을 통해서 배운 점이 여러 가지구나

네가 왜 그렇게 했는지에 대한 설명을 들으니 너의 입장이 이해되는 부분이 있어. 너 자신도 그런 일이 벌어지는 것을 전혀 원치 않지? 다시는 그런 일이 없어야겠다. 그 일은 아주 나쁜 일이다. 너답지 않은 실수를 했네.

네가 마음 졸이고 긴장했겠다 그렇지? 아무도 없는 것처럼 느꼈겠다 그렇지? 마치 나무 잎이 하나도 없는 겨울에 찬바람이 부는 빈 공원같은 느낌, 그런 것이었어? 이제 그 일은 네가 겪어서 너의 경험이 되었다. 앞으로 그 일을 기억할 때에 느꼈던 느낌과 배운 것을 선용해서 너를 발전시켜 나가거라. 이 경험에서 배운 것을 유용하게 바꾸어서 상황을 전환하자. 자, 화창한 날씨에 꽃도 피어 있고 네가 사랑하는 사람들이 함께 자유롭게 즐길 수 있는 장면을 상상해봐. 모두 너에게 친절하고 소중한 사람들에 둘러쌓인 그 장면으로 …

엄마는 네가 이 일을 통해서 더 훌륭한 지혜를 얻었으리라 믿는다. 네가 개선하고 창조해야 할 더 나은 일과 목표를 찾을 수 있으니까, 그렇지?

너는 잘 할 거야. 너는 착하고 생각이 건전해. 결정하기 전에 조금만 더 진지

하게 생각해보자. 머리로 이성적인 생각을 충분히 하고, 가슴으로 또 충분히 느껴보아야. 어떤 일에 대해 판단을 하고 결정을 하기 전에 일의 옳음과 그름, 결과가 가져오는 행복과 불행을 생각해보고 결정하고 행동하지, 그렇지?

무엇보다 그 일과 너 자신은 똑 같은 게 아니지. 그 일이 너 자신은 아니다. 네가 얻고 있는 것이 무엇인지를 느끼고 알게 되는 것이 중요해, 알지?

엄마는 기대할 뿐이 아니라 네가 잘 해나가고 있는 것을 믿는다. 넌 현명하고 침착하게 … 잘해나갈 거야.

10. 칭찬의 최면

나의 친정어머니와 시어머니의 칭찬은 정반대이다.

어려서 나의 어머니에게서 들었던 칭찬에 대한 기억이 없었다. 어린 시절 학교에서 상을 타가지고 싱글벙글 돌아온 나를 보고 어머니는 그냥 소리없이 웃으시기만 했다. 말씀이 없으신 채 점심을 챙겨주시고 내가 밥을 먹는 동안 바라보고만 계셨다. 나는 어머니로부터 크게 야단 맞은 적도 없고 더욱이 공부를 더하라든가 일찍 일어나라든기 하는 잔소리도 들은 적이 없었다. 당신의 딸에 대한 자부심과 자랑이 어느 누구 보다 못하지 않으셨었다는 것을 어머니 친구분들로부터 전해 들어서야 알고는 있었지만, 나는 어머니께 칭찬을 직접 못 들은 채 성장했다.

어느 새 어머니보다 도수가 높은 돋보기 안경을 끼게 된 나는 내 아이들에게는 칭찬을 펑펑 쏟으며 하며 살고 있다. 학생들과 학부모에게는 칭찬의 묘약, 칭찬의 힘과 칭찬 무기 사용법(?)에 대해 열변을 해오고 있다.

지난해 늘 건강하셨던 어머니가 갑자기 발견된 암의 치료를 위해 병원에 입

원하게 되었다. 하던 일을 모조리 멈추고 하루도 빠짐없이 어머니 옆에 앉아 있는 나에게 어머니가 말씀하셨다.

"애, 경자야. 너는 말이야 … 엄마를 참 행복하게 해줬어 … 좋은 딸, 착한 딸이었어…너 어렸을 때부터 한번도 엄마 속을 썩히지 않았어…(이것은 하얀 거짓말일까? 아니면 다 잊으셨을까? 또는 부족한 효도에 마음 아파할 나를 위해 위안하시는 말씀일까?)…. 그리고 … 그리고 말야…. 네가 수석 합격해서 입학 선서 할 때 … 엄마는 너무 … 자랑스러웠어 … 그리고…..네가 … "

어머니는 암의 고통 속에서도 너무나 많은 것을 생생하게 기억하셨었고, 내가 상상하지 못할 만큼 나에 대한 자부심을 간직해왔음을 드러내셨다. 그리고 행복해 하셨다. 나의 부족함과 잘못이 적잖았음에도 불구하고 칭찬만 하셨다. 지난날 칭찬 한 마디 시원하게 해주시지 않는 엄마에 대해 나는 "우리 엄마가 팥쥐 엄마(?) 가 아닐까" 하는 의심도 가졌다. 우리 형제들이 똑같이 불평한 말이 《우리 엄마는 너무 엄격하고, 무섭다》 였었다.

나는 충격을 받았다. 어머니께서 말로 표현하시지 않았다고 내가 그렇게도 어머니의 마음을 읽지 못했었는가? 어머니의 사랑과 감정을 느끼지 못했던 바보, 무감각한 인간이었단 말인가? 어머니가 세상을 떠나시기 한달 전에야 내가 50년 전에 듣고 싶었던 그 칭찬을 엄마로부터 넘치게 들었어야 하다니. 나는 누워계신 어머니가 나를 보시지 못하도록 병원 침대에 누워계신 어머니의 귓가에 숨어 앉았다. 나는 자꾸만 칭찬만 하시고 고마워 하시고 미안해 하시는 어머니 옆에서 소리없이 몰래 울었다. 온 몸으로 울고 또 울고 … 정말로 가슴을 예리하게 도려내는 듯 아팠다. 바보..나는 바보 … 이제는 돌이킬 수 없으니 바보 딸이 되는구나 … 이렇게 숨이 멎도록 아파도 … 아무리 슬퍼해도 … 무슨 소용인가 … 숨을 들이쉴 때마다 내어 쉬실 때마다 내 어머니는 이 세상에서 한 음 한 걸음 떠나가시고 계시는데 …

나의 시어머니는 친정 어머니와 정 반대로 칭찬을 무척 많이 하며 살아오셨다. 당신의 자녀들은 물론, 며느리들에게까지도 아낌없이 칭찬을 해주셨다. 심지어는 며느리 중 하나가 방바닥을 치며 어머니께 대든 적이 있었는데, 시어머니는 그 며느리에 대해 이야기할 때도 여전히 '우리 착한 며느리 아무개' 로 시작하셨다.

남편과 한국에 어머님을 뵈러 갔을 때였다. 아들을 지칭하실 때마다 "하늘 아래 하나밖에 없는 우리 아들…. 병석이… 착한 아들… 병석이…." 라고 하셨다. 그래서 내가 어머니를 좀 놀려 드리려고 말씀드렸다. "네, 어머니. 이 세상에는 한 사람도 같은 사람이 없대요. 한 날 한 시에 태어난 쌍둥이도 다 다르다던 내요. 하나밖에 없는 사람이라는데요 … 뭐…." 그랬더니

"그래, 그래, 우리 병석이같이 착한 사람은 하늘 아래 하나밖에 없다니까…." 하며 똑 같은 말씀을 되풀이 하시며 조금 전과 똑같이 행복한 얼굴을 하시기에 그냥 마주보고 웃었더니, 내 손을 잡으시며

"아이고! 착한 며느리, 세상에 하나밖에 없는 착한 며느리…."

나는 폭소를 터뜨리고 말았다…

나를 그렇게 예뻐하시는데 웃지 않을 수 있었겠는가? 그냥 마냥 좋아라 모든 긴장과 세상 걱정이 다 녹아 없어지는 것이었다.

시어머니는 그렇게 애지중지 하시던 아들 며느리를 두고 3년 전에 이 세상을 떠나셨다. 시어머니의 칭찬 말씀은 최면 걸 때 외워주는 주문과 같았다. 그런 어머니 앞에서 어찌 온순하게 되지 않겠으며 어찌 사랑을 드리지 않을 수 있겠는가?

칭찬

칭찬으로 격려하고 칭찬으로 기억하도록 하자. 체벌이나 불평보다 칭찬을 많이 하여 아이들이 긍정적인 목표를 향해 자랄 수 있게 이끌자.

그러나 아무리 좋은 음식이나 멋진 옷이라도 지나쳐서는 안 된다. 순간 순간 상대의 기분을 맞추기 위한 아부의 말은 좋은 칭찬이 아니다. 아부나 위선, 기만을 위한 말은 부작용을 가져온다. 필자가 강조하고 싶은 것은 부모들이 칭찬을 통해서 자녀에게 강력하게 입력해주고 싶은 삶과 인생에 대한 건전한 의욕을 줄 수만 있다면, 칭찬은 아이들에게 자기 자신을 향상시킬 수 있는 에너지의 근원이 된다는 것이다.

아, 아주 좋아!

이렇게 잘 되다니, 바로 이거였어! 이것은 너의 노력한 결과야!

난 네가 잘할 것을 믿었어. 이렇게...이렇게 말야. 앞으로도 잘 할거야!

와우, 우리 참 행복해. 우리 아들 그 말....참 고맙다. 엄마는 오늘 오래오래 기억할거야, 우리 아들 입은 셔츠색깔, 행복한 얼굴, 너의 웃는 소리까지도 기억할 거야! 아, 행복해 …

이제 저 창문에서 신선한 기운이 막 쏟아져 들어오겠다. 우리가 경험한 대로 이렇게 좋은 효과를 보게 되니까 아주 그런 느낌이 저절로 드네 … 그렇지?

고마워. 이렇게 신나는 날 … 행복하지? … 우리 아들 사랑해 …

얼마나 고마운지 … 고마워 우리 이렇게 늘 서로에게 고마운 선물이 되자, 그렇지?

변화한 이 상태, 이것이 바로 너의 진면목이야, 바로 이 모습이 너를 행복하게 하고 너를 당당하게 만들어가고 있어. 너는 변화시킬 수 있었던 그 힘을 확인했지? 바로 그 에너지를 느껴보았으니 앞으로는 이제 씩씩하게 앞으로, 앞으로 … 그렇지?

아래 질문에 자문자답해보기 바란다.

1. 언제 칭찬을 하는가?
2. 어떻게 칭찬을 표현하는가?
3. 칭찬을 이용해서 꾸짖는 일이 있는가?
4. 다른 일을 하게 하기 위한 의도로 칭찬을 한 적이 있는가?
5. 다정한 음성과 기쁜 표정과 다독여주는 것까지 칭찬하는 일에 포함하는가?
6. 간단하게 자연스럽게 칭찬하는가?
7. 칭찬할 때마다 물질적인 보상을 하는가
8. 칭찬을 남발하지는 않는지?
9. 여럿이 있을 때 한 아이만을 칭찬하여 불필요한 비교를 한 적이 있는가?
10. 행동의 결과뿐이 아닌 아이의 동심과 감성의 표현에도 칭찬을 하는가?
11. 개선되고 발전된 모습을 보일 때 놓치지 않고 칭찬하는가?
12. 흐뭇하게 칭찬하는 것만큼 훈계할 때에는 엄숙하게 하는가?

칭찬을 통한 최면이야말로 아이가 실패했을 때 효과를 발휘한다. 아이를 양육하려는 부모들에게 칭찬과 훈계를 위한 몇 가지 조언을 한다.

1. 실패했을 때, 그리고 칭찬받을 일을 했을 때 부모에게서 변함없이 전달되어야 하는 것이 있다. 부모의 진정한 이해와 사랑과 신뢰이다.
2. 어떤 상황에서도 부모의 분명한 견해를 유지해야 하며 인격을 잃는 언행은 삼가야 한다.
3. 시각적, 청각적, 신체 감정적인 표현과 커뮤니케이션을 사용한다.

4. 훈계할 때에도 칭찬할 때도 반드시 긍정적인 단어와 표현을 사용한다. (긍정 단어에 대한 소개를 다음 장 Ⅳ. 긍정 최면에서 참고하기 바람)
5. 아이가 자라서 지금 부모가 주는 훈계와 칭찬을 명확하게 기억할 것을 명심하라.
6. 자존심을 상하게 하지 말고, 향상심을 격려하자..
7. 자기의 잘못과 자신의 행동에 대한 결과임을 인식시킨다.
8. 잘못의 경우에 그 원인에 대해 들어주고, 칭찬의 경우에 노력의 과정에 대해 공감해주자.
9. 너는 이러이러한 사람이다 보다는, 너는 이러이러한 일을 할 수 있다를 강조하라.
10. 개선될 일에 대한 패턴을 만들자.
11. 습관적으로 한 결정과 행동을 재 창조하도록 한다.
12. 아이의 화 난 감정을 이해해주고, 기뻐하는 것에 대해서 공감해주자.
13. 어떤 경우에라도 엄마는 아이와 함께 나누고 느낀다는 것을 절감하도록 해준다.
14. 잘못한 것도 잘한 것도 아주 필요하고 좋은 〈경험〉임을 상기해둔다.

〈어린 시절에 맛보았던 절망, 모욕, 장애에 대한 기억들이 잠재의식, 무의식으로 숨어있다가 성장한 후에도 아주 쉽게 분노하고 절망하고 체념한다. 무슨 일을 하든지, 어떤 상황에 마주칠 때에 반사적인 반응의 원인이 된다. 사회에서는 사람들의 결과만을 보고 판단하고 대우하게 되지만 근본적인 원인은 성장과정에 있다. 결과만을 보고 판단하여 용납하고 배제하는 것이 가정 밖의 사회 현실이다. 나의 자녀와 가족들은 현재의 진정한 행복과 미래의 성공을 위해 오늘 일상에서 나누는 대화, 훈계와 칭찬 중에 긍정과 사랑을 듬뿍 담아주자〉

칭찬 일기

나는 내담자들에게 가끔 일기를 써 보도록 권장하는데, 자신이 잘한 일, 자신에게 칭찬해주고 싶은 기쁨 일기를 써오라고 한다. 다른 이름으로는 〈세 줄 일기〉라 하는데, 세줄 정도의 짧은 일기다. 그 부모들에게는 자기 아이를 칭찬한 〈칭찬일기〉를 써오게 한다. 밝은 곳을 향해서 걸어가면 어두운 것을 보지 않는다. 헛되이 어두운 곳을 향해 바라보면서 밝은 곳을 찾으려 고생 할 것인가? 기쁘고 행복하게 갈 수 있는 빠른 길을 두고 말이다. 어떻게든 밝은 곳을 향하여 가도록 돕는 일을 하여야 하는 것이 부모의 일이다.

1. 하루를 마칠 때 몇 줄의 기록이 엄마 자신에게 유익한 힘과 사랑을 가져다 줄 것이다.
2. 엄마 자신에게 자신의 아이에게 칭찬할 수 있는 것을 찾아 적는다.
3. 기쁜 일, 고마운 일, 사랑스러운 일을 적는다
4. 가끔 일기장을 읽어보며 우리 아이가 무엇을 가장 잘하는지 자주 해왔는지 살펴본다
5. 빠져 있는 분야나 부족하게 느껴지는 것이 있다면 평소에 마음을 써서 격려하고 유도한다
6. 체벌과 포상할 때 이 일기를 나누어 읽어도 좋겠다
7. 간단하게 색연필 그림으로 그려도 좋다
8. 아이에게도 엄마의 〈칭찬 일기〉와 비슷한 방향의 〈기쁨 일기〉를 쓰도록 한다. 흔히 아이들의 일기에 남아있는 것들을 보면 야단 맞고 어쩌고 하는 사건이 많은데 많은 경우에 어린 아이의 잘못된 판단과 오해와 착각에서 나온 감정을 표현해둔 것이다. 그것을 아이가 가끔 읽는 다면 오히려 아이

에게 발전하는 편이 아닌 그 때 그 불쾌한 감정에 머무르고 기억하게 되기 쉬우므로 기쁘고 감사하고 행복한 것들을 하루 일과 중에서 가려내어 써 보도록 연습한다.

9. 그림 일기는 세월이 지난 후에 가족들과 함께 보면 참으로 신나고 아름답게 느껴진다.

10. 한 해 중 어느 날 칭찬의 부분별, 횟수 별, 개인별 분석을 해서 서로 나누고, 선물이나 좋은 시간을 가지면 특별한 추억이 된다.

11. 아이의 〈기쁨 일기〉 속에서 아이의 중요한 특징, 특기, 재능, 소망 등을 발견할 수 있고 어떤 부분을 간접적으로 조심시키고 어느 방향을 더 격려하는 것이 바람직한지 알 수 있어서 아이의 장래를 위한 좋은 자료이다.

12. 이 일기 쓰는 일을 실천 할 수만 있다면 다른 부수적 혜택을 가질 수 있다. 자신의 삶의 긍정적인 희망, 가족과의 진정한 신뢰, 깊은 사랑을 확실하게 느끼게 되고 글 쓰는 습관이 깃들며 표현력도 향상된다.

IV. 긍정 최면

지난 장에서 칭찬 일기를 쓰고 읽는 동안 마음이 편안해지고, 세상을 훨씬 더 넓게 볼 수 있는 여유가 생겼을 것이다. 모든 사물은 동전의 양면과 같아서 어둠과 밝음으로 나타나기도 하지만 결국 양면이 이어져 한 개체의 아이덴티티로 존재하게 된다. 우리의 분노의 뒷면에는 애정과 기대가 붙어있고, 삶의 이면에는 죽음의 초대장이 붙어있다. 인간은 태어나면서 죽음과 연결되었으며 만남은 이별의 시작이기도 하다.

사람들은 오래 살고 더 잘 살아야 하고, 더 커야 하고 더 많아야 하고 더 앞서야 욕심이 차서 직성이 풀린다. 죽어서는 안되고 헤어져서는 안 된다고 부르르 떨어도 죽고 헤어지는 질서는 달라지지 않는다. 태어나면 언젠가는 이생을 떠날 것이며 만나면 언젠가 헤어질 수 있다는 그 사실을 받아들이고 살아가는 것이 자연의 섭리에도 맞고, 날마다의 생활을 아름답게 엮어갈 수 있게 한다.

독자들이 이 부분을 읽을 즈음에는 자녀들이 언행 속에 이미 우리들 부모로부터 물들은 언행과 습관이 최면되어 있다는 것을 알아차리게 되었을 것이다. 아이와 함께 앉아서 어떤 주제로 대화를 한다고 하자. 그 때 현재의 엄마인 당신 자신과 현재의 아이, 그리고 엄마가 본인의 부모로부터 최면된 엄마 자신과 엄마인 본인으로부터 최면되어있던 아이, 또한 엄마인 자신이 추구하는 엄마와 엄마가 기대하는 아이 등 여러 면의 아이덴티티가 모여 앉아 있다 는 것을 느껴보자.

이때 여러 주제와 몇 개의 문제가 섞여 있을 때 비난 하기 위해 말이 길어지고 책망하기 위해 여러 가지 설명을 하는 것보다 큰 획으로 긍정적인 말, 최종적인 목표가 되는 것을 전달하는 것이 최면의 묘미이다.

우리의 일상에서 아주 흔한 예를 들어 보자.

늦잠

늦잠을 자서 학교에 자주 지각하는 아이가 있다. 쉽게 다른 장면이 보이게 하기 위해서 〈부정〉 엄마와 〈긍정〉 엄마 라는 이름으로 등장시킨다.

〈부정〉 엄마는 아이 방문을 확 열어 젖히면서 소리친다.

"얘, 너는 어찌 날마다 늦잠이냐, 그러니까 맨 날 지각이지, 선생님한테 야단 안 맞는 날이 없잖아! 빨리 일어나 … 아이고! …"

"왜 그렇게 컴퓨터에 매달리니! 밤늦게 까지 영화보고 … 이메일 보내고..채팅하고 … 이제 게임 까지 … 아이고 … 자-알 한다 … 그러니까 성적이 더 자꾸 떨어지지. 시력이 나빠져 안경 자주 바꾸어야 되고 … 저 컴퓨터를 없애 버려야지 안되겠어. 이러다가는 너 좋은 학교도 못가고 그렇게 되면 직장도 없는 백수 되는 거야, 백수 … 정신 못 차리면 인생 망치는 거야 …"

아이가 문으로 걸어 나올 때까지 〈부정〉 엄마는 극본의 대사 외우듯이 투덜댄다.

아이가 부시시 일어나 주섬 주섬 옷을 갈아 입고 책가방을 들고 부엌으로 나오면

"얼른 먹고 빨리빨리 가!"

"학교에서 돌아오면 너 혼날 줄 알아, 학교서 돌아오면 네 방부터 깨끗이 치

워! 알았어? 두고 볼거야 …"

엄마는 벌써 문 앞에 서서 아이를 노려보고 있다.

"빨리 빨리 나오란 말야 벌써 늦었잖아!"

아이는 아침을 먹는 둥 마는 둥 마치지 못하고 종종 걸음으로 문을 나서게 되고 엄마와 아이 사이에 인사 나눌 순간은커녕 눈마저 마주칠 겨를이 없다. 아이가 보이지 않게 된 후에도 〈부정〉 엄마는 씩씩거린다. 자신이 흥분했음을 자각한다. 매일 일어나는 이런 아침 광경이 한탄스러워 물 한 컵을 들이킨다.

〈긍정〉 엄마가 아이 방문을 똑, 똑, 똑 노크한다. 대답이 없다. 다시 똑, 똑, 똑 두드린다. 또 대답이 없다. 방문을 조용히 열고 들어가며 콧노래를 부른다. 아이를 사극하지 않을 정도로 두드리며 아주 명랑한 목소리로 말한다.

"아이고 무슨 꿈을 그렇게 꾸시나 … 이제 꿈밖으로 나오시지 … 응? 학교 종이 땡땡 친다 … 어서 모여라.. 친구들과 선생님이 기다리시네 … 아 … 얘, 어서 … 일어나자 … 응?"

아이가 부시시 눈을 비비며 일어난다.

"무엇이 너를 이렇게 피곤하게 했을까? 엄마도 오늘은 너하고 같이 있어 보아야겠다. 우리 이쁜 아들이 왜 이렇게 늦잠을 자야 하는지 … 자 일어나 아침 먹자" 이렇게 말해주고 자리를 떠나서 부엌으로 온다.

아이는 허둥지둥 화장실로 뛰더니 칫솔질이 요란한가 싶더니 벌써 가방 들고 엄마 앞에 서있다.

"아, 빠르네! 서둘렀어? 잘했다, 자 아침 먹어야지..우리 아들..."

"시간 없어요, 그냥 가야 해요"

"아니지, 아침을 거르면 한 시간 후면 우리 아들 배고파서 ...어쩌려고? 너 배고프면 네 얼굴이 어쩐지 잘 알잖아 … 홋후후 … 배속에서 쪼 … 로록 … 홋후후 …' 조금이라도 먹도록 해, 자 … 일찍 일어나서 좀 움직이고 난 후에 아침을 먹으면 맛있고, 여러 가지 먹을 수 있지 … 그렇지?"

"알아요 안다고요 …"

그냥 일어서려는 아이 앞에 음식을 덜어주며 잔잔하게 이야기를 계속한다. 물론 시간이 가고 있고 아이가 학교에 늦을 것이라는 것을 무시하는 것은 아니다.

"무엇보다 맛있게 먹고 건강해야 신나게 놀 수 있고 공부도 잘하지. 아빠가 항상 건강하시고 열심히 일하실 수 있는 것도 모두 어렸을 때부터 좋은 습관이 길러져 있어서 그래! 그러니까 아빠는 성공했고 이렇게 이쁜 아들도 낳아 행복하시지 … 그리고 학교에 일찍 가면 선생님과 친구들과 공부 외의 다른 일도 함께 할 수 있어서 좋고 서두르지 않아도 되니까 옷도 더 멋있게 정리해 입고 갈 수도 있고 …"

"엄마, 나 이제 정말 가야 해요. 학교 늦겠어, 아니 벌써 늦었단 말이에요!"

"그래? 그래도 조심, 조심해서 걸어라. 오늘 지각했더라도 내일부터 다시는 안 하면 되지? 뭐 … 오늘 … 좋은 날 … 오케이? 오늘 학교에서 돌아오면 우리 뭐할까? 아빠랑 상의해 보아야겠네 …"

아이의 등을 보면서 말을 계속하는 〈긍정〉 엄마는 손을 흔들고 서 있다.

위에서 〈부정〉 엄마와 〈긍정〉 엄마가 등장했다.

독자가 어느 쪽에 속하든지 어느 편에 가깝든지 아침이면 집집마다 일어나는 이 광경에 모두가 공감할 수 있을 것이다.

잘못하는 아이에게 야단을 치고 비난만 한다면 습관은 습관대로 고쳐지지 않고 아침 분위기만 망치게 된다. 아이도 기분이 나빠져 그날 학교 생활에까지 부정적 영향을 받게 된다.

필자는 학부모들과의 상담 경험을 종합하고 전문가들과의 토의를 거친 끝에 한 방안을 마련하였다. 라이프 코칭과 NLP와 최면 요법을 응용하는 《긍정화법으로 목표를 설정〉〉해주는 방법이다.

엄마들은 아이들이 정해진 시간에 잠을 자고 〈일찍 일어나는 새 나라의 어린이〉 이기를 원한다. 아이들이 늦잠을 자서 지각하고 부수적인 불미스러운 일이 연달아 생길 때 기필코 방향 전환을 위한 기점이 필요하다. 필자는 그것을 〈긍정문을 사용하는 최면〉이라고 믿는다.

위에서 소개한 〈긍정〉 엄마의 대화 속에 아이가 〈좋은 습관, 건강한 심신, 성공하는 능력〉의 소유자가 될 것을 희망한다. 아이는 엄마 말을 듣는 둥 마는 둥 서둘러 학교로 갔지만, 〈긍정〉 엄마의 말은, 또 다시 그런 일이 반복되더라도 그 아이로 하여금 긍정적인 생각을 하게 하기에, 아이의 행동을 바람직한 쪽으로 이끌어갈 수 있는 것이다.

늦잠을 자서 학교에 지각할 것 같은 아들, 다급한 상황이지만, 〈긍정〉 엄마는 자식에게 있어 무엇이 더 중요한가를 놓치지 않았다. 엄마가 아들에게 아침식사와 건강과 옷 매무새에까지 관심을 주고 애정을 표시하는 것이 정겹지 않은가?

아이가 집에 돌아왔을 때 기대되는 행복한 그림이 유쾌한 하루 기분과 에너지를 만들어 줄 것이다.

〈부정〉 엄마는 아이를 야단치면서 아이의 잘못을 지적했을 뿐 아니라 미래의 가능성까지도 부정해버렸다. 모두가 아이에 대한 부정적 비난이다. 나쁘다 부족하다는 지적 이외 도대체 앞으로 어떤 방향으로 변화해야 할지를 알려주지 않는다. 〈부정〉 엄마의 말은 아이의 귀를 통해 주입되어 뇌리와 마음에 오래 남을 것이다.

어둠 속에 헤맬 때 그 어둠이 나쁘고 불편하다고만 말해주면 어둠 속의 사람은 그 어둠을 심각하게만 생각하며 그 어둠 속에서 고통스럽게 머무를 것이다. 반면에 어둠 속에 있는 사람에게 밝은 곳이 얼마나 좋은 지를 알려준다면 어둠 속의 사람이 기꺼이 그곳을 박차고 나가 밝은 곳으로 가려 할 것이다. 밝은 곳은 이렇게 환하고 모든 것이 아주 쾌적하게 보이고 모두들 유쾌하게 잘 지내. 이곳으로 오면 너도 기분 좋아져. 모든 것이 멋있고 아주 생생한 총천연색! 살아있는 그 자체가 황홀해! 이렇게 최선의 긍정적 목표를 설정해주는 것이다.

"너는 그것도 못해?" 보다 "너는 노력하면 더 잘 할 수 있어!"가 아이들의 용기와 희망을 돋구어 교육 효과를 본다. 40여 년 전에 읽었던 어느 가톨릭 신부님의 책에서 "해를 향해서 걸으십시오" 라는 글귀가 지금껏 내 마음에 선명하다. 해를 향해 걸으면 항상 밝은 곳을 걸을 것이고, 맑은 바람도 맞을 것이고, 세상을 환하게 보고 따뜻하게 응답할 것이다.

아이에게 말을 건넬 때 나의 말은 해를 향했는지 느껴보자. 얼굴을 부드럽게 하고 미소 지으며 함께 이야기하자.

* 최면을 위한 긍정적인 단어

윈윈 (win win !)
가능해 (possible)
이룬다 (achieve)
멋있어 (cool)
이쁘네 (pretty)
아름답다 (beautiful)
신기하다 (amazing)
놀랍다 (surprise)
훌륭해 (great, excellent)
좋은 계획이다 (good idea)
반갑다
기다린다
화해한다
멋있다
중요하다
예쁘다
기쁘다
부드럽다

이완된다
편안하다
밝다
고요하다
조용하다
깨끗하다
정리되다
신난다
할 수 있다
힘이 넘친다
용기있다
돕는다
이해한다
용납한다
부지런하다
맛있다
건강하다
멋있다
튼튼하다
날씬하다
보기 좋다
친절하다
온화하다
소화한다
화해한다
도와준다
구한다
준다
깊다
높다
여유있다

* 일상 생활에서 찾는 긍정적인 최면 대화

사랑합니다
고맙습니다.
와, 화창한 날이네!
즐거운 아침이야
아침기분 상쾌하지?
아주 좋은 컨디션이지?
웃는 얼굴! 힘이 나지?
마음이 참 곱다

그건 천재적인 창조야
아주 중요한 역할 이구나
자상한 마음이다
고마운 일이네
어제보다 훨씬 나아졌다
날마다 좋아지네!
감동적이야,

책 읽 는 일이 즐겁다
독서를 가장 좋아하는 친구야
너는 내게 참 소중해
괜찮아 괜찮아
아주 보람있는 일이야
재미있다
잘할 수 있어

그 때 그 때 일을 처리하는 것이 가장 쉽지! (일을 미루지 말아야 해! 라는 의미의 긍정적인 대화법)

잘 듣게 되면 많이 이해하게 된다 (남의 말을 건성으로 듣는 아이에게 긍정적으로 말할 때)

마음이 편안할 때 모든 일이 다 잘된다

희망은 이루어진다

꿈을 가져라. 꿈을 가진 순간 성취는 시작되었다.

자신에게 강한 사람이 되어라

자신을 맨 먼저 가장 많이 사랑하여라

자신에게 관용을 베풀고 꾸준히 노력하자

세상을 보다 넓게 바라보고 깊게 생각하라

자신의 그릇을 보다 크게 만들어

인생은 아주 흥미있는 여행이다

자신 다운 개성을 멋있게 가꾸어봐

시원하게 표현해

공부에 재미 붙이면 정말 재미있다

스스로 만족할 때가 최고의 행복이다
행복할 때가 최고의 성공이다
자신의 생각을 정확하게 잘 전하라
자유롭기 위해서 자신의 의무을 다하라
너는 선택할 수 있는 힘을 가진 위대한 존재이다
자신이 창조하는 인생이다
행복은 자신이 만들어서 여럿이 함께 즐기는 선물이야
성공을 위해 일할 모든 자격과 자료를 가지고 있다.
신뢰해
징말 그렇세 될거야
맞아
너의 마음을 알아
너의 뜻을 이해해
니의 기분을 알셌어
아, 그 느낌? 그래 그거야
지나간다. 잘 지나가게 돼
실천한다
솔직하다
기억한다
결정한다
판단한다
선택한다
혼자의 힘으로도 충분히 한다
좋은 방법이야

허락한다
격려한다
아주 좋은 시작이네
건강한 몸이야
건전한 생각이다
성숙해진다
배려하자
순수하게 경쟁하자
잘했어, 참 잘했어
자부심을 가지자
공정하다
집중하자
착한 사람이야
열심히 하네
아름다운 일이지
감동적이야
선물같은 사람이야

* 따뜻한 시선과 표정과 부드러운 몸짓, 화사한 색깔, 긍정적인 말, 아름다운 노래를 아이들과 나누자.

V. 엄마의 최면 노트

엄마의 최면으로 아이 인생을 창조한다.

앞 장에서 말한 것을 다시 반복하지만 이 책에서 소개하는 최면은 전문적으로 말하는 최면과는 다르다. 이 책의 최면은 전문가의 도움 없이 엄마들이 일상 생활 중에서 쓰는 말과 행동으로써 이끌 수 있는 것이다. 무엇보다 먼저 엄마 자신이 자기 삶의 창조를 의식하면서 자녀들과 함께 시도하기 바란다.

아이를 건강하게 키우고 싶은 엄마, 아이의 행복한 장래를 기원하는 엄마, 아이가 성공할 수 있는 사고와 습관을 길러주고 싶은 엄마라면 지금 곧 엄마인 자신의 몸의 건강과 마음의 상태부터 살펴보는 것이 필요하다. 비행기를 탄 엄마가 비상시에 산소호흡 보조기를 자기가 먼저 쓰고 난 뒤에 아이를 도와줄 수 있는 것처럼, 아이의 몸과 마음이 건강하기를 원하는 엄마라면 자기의 몸과 마음을 먼저 건강하게 해야 하는 법이다.

아이에게 신선한 공기와 깨끗한 음식과 평화로운 기분을 주기 위해서 먼저 눈에 보이는 집안을 청소하고 소음을 배제한다. 그리고 부드러운 음성으로 다정한 대화를 시작한다. 외부의 상태를 청소하는 것과 같이 정서적 분위기와 엄마의 안정된 내면, 이것이 엄마의 최면을 시작하는 조건이다. 바깥의 어떤 물리적인 환경보다 아이에 대한 부모의 영향은 크다. 가정 밖에서의 일로 받게 되는 영향이 보통 음식 섭취의 소화라면, 부모에게서 직접 받는 모든 것은 혈관으로 직통하는 영양제 이다.

부모로부터 직접 흡수되는 그 주사액 영양소는 아이들 몸과 마음에 곧바로 들어가 아이와 평생을 살게 된다. 이것이 성장 과정에 입력된 정보요 기억이고 최면되어 만들어진 내 아이의 바탕 화면이 된다.

모든 인간의 몸은 각자의 마음이 명령하는 대로 행동한다. 엄마의 마음이 바라는 대로 아이의 몸은 따르게 마련이다. 마음은 어떤 것이든 명령할 수 있다. 그야말로 "일체 유심조"가 이 세상에서 가장 큰 힘을 발휘한다. 작고 큰 모든 일이 마음이 결정하는 것에 따른다.

엄마의 최면은 엄마의 마음을 결정하는 직감과 판단의 힘을 실어준다.

1. 최면 방법의 선택

가) 직접 최면

명령적이고 직설적이고 강한 표현을 쓴다.

예) 눈을 감아라. 감는다. 손을 내려라

나) 간접 최면

완곡하고 간접적인 어투를 쓴다. 권고조로 이끌어가는 방식이다.

예) 눈을 감는 것이 좋다. 손을 내리면 이완된다

다) 은유 최면

공감 가능한 비유나 메타포를 사용한다

예) 사랑은 보슬비와 같아. 너의 용기가 열쇠야. 꽃이 한 잎 한 잎 피어나듯…

라) 예술 최면

그림을 그리면서 아이의 감정 상태와 의도를 파악하고, 더불어 최면을 유입시킨다. 보통 예술 치료에서 사용해오고 있는 방법 중 하나인데 3-6세의 아이들에게서 아주 탁월한 효과가 있다.

마) 동작 최면

빠르지 않은 움직임을 활용한다. 요가, 또는 타이찌와 유사한 동작을 함께 하거나, 단순한 손 동작과 몸 움직임을 따라하게 함으로써 최면으로 들어가게 할 수 있다. 이때 공감대 조성이 중요하다.

예) 아이가 움직이는 시선에 따라, 표정에 따라, 몸의 방향을 따라 함께 움직여주고 묘사한다. 함께 움직여줌으로써 신뢰감을 강화한다.

바) 이야기 최면

어린 시절 할머니나 어머니가 직접 들려주셨던 옛날 이야기를 기억해 본다. 재미있었던 이야기나 무서웠던 얘기, 가슴이 뭉클했던 얘기들은 세월이 지나가도 바래지 않고 생생하게 기억에 남아있으며 현재의 우리에 의해 의식되거나 우리 정서에 관여한다.

2. 최면 목표 설정

가) 실현 가능성이 있어야 한다

나) 진실성이 있어야 한다

다) 측정이 가능하여야 한다

라) 장소와 시간이 확실하여야 한다

마) 정체성이 포함되어야 한다

바) 성취도를 측정할 수 있어야 한다

사) 만족도가 표현될 수 있어야 한다

아) 일의 이루어짐과 과정 모두를 신뢰할 수 있어야 한다

3. 최면 자세와 분위기

가) 사랑과 존경, 신뢰가 바탕이 되어야 한다.

나) 직접 최면 시에는 편안히 눕게 하는 것도 좋다

다) 자연스럽게 앉은 자세를 권한다

라) 이야기 최면 시에는 나란히 앉아서 감동 나누기에 적절한 분위기를 택한다.

마) 온화하고 조용하며 편안한 방안 분위기를 만든다

바) 날씨도 세심하게 배려한다

사) 좋은 추억의 장소가 있으면 효과적으로 사용할 수 있다

아) 최면을 하는 동안 엄마 자신이 진지하여야 하며, 매 순간 사실처럼 감동과 창조를 느껴야 한다.

자) 아이에게 책을 읽듯이 말하는 태도는 피한다.

차) 정서적인 음악 사용이 때로는 효과적일 수 있다.

카) 전화벨 소리가 나지 않도록 해둔다.

타) 가족들이 있는 집에서 할 때는 다른 가족 구성원들에게 방해가 안 되도록 하라고 부탁해둔다.

4. 최면 보조 역할

가) 그림, 음악, 조명 사용도 고려한다

나) 조그만 카드에 최면 주제인 단어나 내용을 적어서 가지고 다니게 하거나 책상 앞에 붙여두면 효과적이다.

다) 아이의 최면 목표를 부모가 함께 알고 기억하여 잘 되도록 배려한다.

라) 엄마의 최면 이후에 아이 스스로도 간단한 자기 최면을 할 수 있도록 교육한다

마) 엄마와 아이가 함께 최면을 경험 하기 원할 때에는 전문인으로부터 녹음된 CD나 테이프를 구하여 사용한다.

5. 최면 태도

가) 아이와 정면으로 바라보라

평소에도 마찬가지이긴 하지만 특별한 목적과 효과를 위해서는 반드시 정면으로 마주하고, 가능한 한 눈 높이를 맞추라.

(전문 최면 시료 때에 쓰는 자세가 아니다. 이 방법은 오직 부모 자식 사이의 가까운 관계를 느끼게 하기 위함이다)

나) 눈을 맞추고 멈춘다

시선이 스쳐가듯이 하지 말고, 말없이 부드러운 시선으로 다가가 눈을 맞추고 가만히 있는다.

아이의 눈동자의 움직임을 따라서 엄마의 눈동자도 움직여주고 아이가 눈을 깜빡이거든 눈치채지 않도록 시간을 준다. 엄마도 아이의 눈동

자를 따라서 눈을 움직여 이동하여 준다

다) 다독이며 안아준다

등을 다독여 줄 때는 많은 말을 하는 것보다 말을 하지 않거나 긍정적인 짧은 단어를 반복할 것을 권한다. 반복되는 리듬으로 인하여 신체의 근육과 긴장된 감정이 이완될 수 있다.

아이들은 엄마 품의 편안함과 따뜻함으로 사랑과 신뢰를 확인한다. 가족들에게 익숙한 향기를 써서 분위기를 맞추어 보는 것도 새롭다.

라) 자연스러운 미소를 지으며 바라본다.

사소한 부분이라고 과소평가하지 말기 바란다. 엄마의 표정과 목소리에 색깔과 향기가 있고 무언의 강한 메시지가 있다.

마) 직접 최면을 할 때는 간결하게 이야기 한다

단어 하나 하나가 아이의 귀와 마음과 머리로 직통하는 것을 확신할 수 있을 만큼, 분명한 어조로 말한다.

바) 의심 한 점 없이 완전히 신뢰할 수 있는 말을 주어야 한다.

선택을 요하는 문장을 피하고 최면의 목표를 명확하게 성취할 수 있는 단어와 문장을 쓴다.

사) 반복하여 강조할 때도 서두르거나 소홀히 하지 않고 또박또박 천천히 자연스럽게 정성스러운 어조로 한다

말의 내용과 목소리, 목소리의 억양 모두가 함께 중요한 요소를 이루어 최면의 감성에 영향을 준다.

아) 이야기 최면을 할 때는 감정과 표정과 몸짓을 다 사용한다.

지나치게 수다스럽거나 과장하는 것보다 실감나게 전해주는 것이 좋겠다.

자) 의견교환이나 설득을 위한 시간이 아니므로 강조와 확신을 놓치지 않도

록 한다.

최면을 주는 엄마가 먼저 최면의 목표와 주제, 성취 필요성을 확신해야 한다. 아이에게 엄마의 감정과 신뢰와 강한 신념을 명확하게 전하는 것이 최면이다.

차) 아이의 주의가 산만해지면 곧바로, 지금 바로 엄마의 음성에만 귀를 기울이도록 단호히 말한다.

주변의 소음이나 환경에 방해받지 않도록 미리 준비하지만 때때로 예상 밖의 일이 발생할 수 있다. 그때 다시 주의를 모아서 오히려 새로운 최면을 할 수 있는 긍정적인 기회로 활용하기 바란다.

카) 현재 시제로 말한다

최면은 현재를 개선하고 재창조하려 하는 상태의 현재 시제를 사용하라. 현재 시제는 어떤 결과가 이미 이루어진 느낌을 준다.

미래를 위한 창조 최면을 할 때에도 현재 시제로 명확하게 느끼고 확신하게 한다. 마치 판결문을 낭독하듯이 또박 또박 말한다. 과거나 미래는 오직 현재에 의해서만 운영되고, 현재 시제로 사실화 함으로써 생생한 자신의 모습을 느낄 수 있다.

타) 희망을 주는 긍정적인 말을 선택 한다.

돌아서서 빛을 지고 걸으면 영영 그림자와 어두움을 피할 수 없다. 밝은 곳을 향해서 걷도록 이끌 일이다.

예) 늦잠으로 매일 학교를 지각하는 아이에게 말하는 것을 비교해보라.

ㄱ) 이 평상시 말이라면 ㄴ)은 최면의 말이다.

ㄱ) "얘, 네가 매일 그렇게 늦잠을 계속해서 자니까 학교에 지각을 하지. 늦게 잠자리에 드니까 늦잠을 자고 늦게 일어나니까 학교에 늦잖아!"

ㄴ) "애, 일찍 일어나서 제 시간에 학교가야지? 일찍 학교가면 훨씬 기분도 좋고, 하루가 쉬워. 아침 기분이 무지무지 상쾌하다."

파) 아이의 어휘를 쓰도록 한다. (어른들의 상용 단어가 아닌 표현을 쓴다)

전문 치료의 경우에도 내담자와의 상담할 때에 내담자의 언어를 파악하여 적정하게 사용한다. 아이와 대화할 때, 그리고 최면을 걸 때도 아이가 써왔던 어휘와 표현을 찾아 쓴다.

예) 아이의 표현이 〈쉬고 싶어요〉 였다면 엄마의 대답은 〈그래 편히 쉬어라〉가 되면 되겠다. 어른들의 어투인 〈그래 휴식하도록 해라〉가 아니다..

하) 시각, 청각, 신체적 감정, 후각, 미각 등에서 적절한 요소를 택하여 또는 모두를 최면에 사용한다.

예) 방안이 잘 정돈되었다(시각), 조용하다(청각), 편안하다(신체적 감정), 향기가 난다(후각), 맛이 있다(미각).

6. 새 목표의 창조 최면

가) 실현 가능성, 진실성, 측정 가능성, 시공의 실제, 정체성, 성취도, 만족도, 신뢰도에 입각한 목표를 정하고 목표가 이루어진 상태를 미래가 아닌 현재 시제로 바꾸어 입력한다.

예) 〈내일부터 우리 아들은 아침에 일찍 일어날 꺼야〉 대신에 〈우리 아들은 아침에 일찍 일어나. 그렇지? 〉를 쓰고 〈기분이 좋아질 거야〉 대신에 〈기분이 좋아〉를 쓴다.

나) 〈5. 최면 시 기본 태도〉에서 설명한 것을 잘 사용하기 바란다. 한가지 더

주의할 것은 엄마가 목표를 일방적으로 주입할 게 아니라 아이 스스로가 가진 기대나 꿈이 목표가 되도록 한다.

다) 아이가 이 목표를 이루었을 때, 그 느낌과 주변의 모습과 가족들의 반응 등을 묘사하도록 한다. 아이의 그 때 그 언어와 표현으로 최면을 유도한다.

라) 최면이 끝난 즉시 아이에게 조그만 카드를 작성하게 하여 간직하게 하거나, 책상 앞에 붙혀두게 한다. 또는 2-3개 만들어서 하나쯤은 가지고 다녀도 좋다.

1. 운동 경기를 위해서 코치가 있듯 아이에게 인생 코치가 필요하다
2. 엄마는 인생이라는 중대한 경기의 코치이다
3. 재미있는 놀이로 최면을 즐길 수 있게 창조하라

7. 습관을 개선하는 최면

가) 백지 이용

버리거나 개선하고 싶은 습관을 각각 다른 종이에 적는다.

버리고 싶은 습관을 적은 종이를 아주 심하게 구겨서 쓰레기 통에 던져 버린다

또는 가위로 아주 잘게 잘라서 쓰레기 통에 버린다.

좋은 새 습관을 적은 종이는 액자에 넣어서 자기 방에 예쁘게 걸어둔다.

나) 두 손을 이용

편안하게 앉아서 눈을 감게 한 뒤, 버리게 될 습관과 새로 만들 습관을 생각하게 한다. 버리고 싶은 습관을 왼손에, 좋은 새 습관을 오른 손에 얹어 놓을 것을 명한다.

나쁜 습관 쪽에서는 아주 흉한 냄새가 나는 것을 상상하게 하고, 좋은 습관 쪽에서는 아주 아름다운 꽃이 피어나는 것을 상상으로 주시하게 한다.

눈을 뜨게 한 후에 왼손을 따듯한 물로 깨끗이 씻어서 그 후련한 기분을 느끼게 한다.

반대로 오른 손을 펴서 볼 때마다 자신의 습관을 향해 미소 짓고 자랑스럽게 칭찬하도록 한다.

다) 하얀 손수건

엄마와 편안하게 앉아서 눈을 감은 후에 버리고 싶은 습관 하나 또는 모두를 마음 속으로 생각한다. 마음 속에 하얀 손수건 하나를 펼쳐두고 하얀 손수건에 한 가지씩 잉크펜으로 적어 넣는다. 그리고 그 습관이 시작된 맨 처음의 순간을 기억해낸다. 아무리 오래된 습관이라 해도 처음 그것이 시작된 이유가 있다. 처음 시작했을 때의 감정, 수반된 환경, 상처, 기억이 이 습관을 성장시켜왔던 것이다.

그것을 엄마에게 설명하게 하고 그때를 잘 포착하여 그 사실과 감정을 손수건 위에 내려놓도록 한다. 아이가 안심하며 내려놓았다고 말하면 엄마는 아이에게 말한다. "이제 이 잘못된 습관을 엄마랑 깨끗이 세탁하자"고 "다시는 이 습관이 너를 불쾌하게 따라 다니지 않아"라고 단언해 준다.

그리고 아이에게 상상력을 동원하여 최면 속으로 들어간다.

"자 엄마가 지금 세탁기에 그 손수건을 넣고 세탁기를 돌렸어. 세제도 넣었고 표백제도 넣었어. 세탁기가 신나게 돌아가고 있네!"

그리고 한참 동안 아이를 안아서 다독여 주며 말한다.

"와, 아주 깨끗하게 세탁되었어."

"아, 이제 새 것이야. 하얀 손수건, 너도 새롭게 시작해"

"어때, 기분이 상쾌하지? 아주 좋다!"

8. 이미지 최면

가) 자신의 자화상과 이미지에 대해 부정적일 때, 자신이 원하는 자화상을 만들게 한다. 기대하는 긍정적인 이미지를 현재 자신의 몸과 마음으로 들어오게 한다. 그때의 느낌을 그대로 영상화하도록 한다. 자신이 그 이미지와 동일하게 느껴질 때까지 최면으로 유도한다.

나) 이 때 아이의 영웅이나 롤 모델이 되는 대상, 감동 받았던 영화 주인공의 이미지를 써도 좋다. 이 기법은 일상생활 대화를 통해서 계속해주는 것이 좋겠다. 자신의 이미지를 건전하고 긍정적으로 가져야 용기를 갖게 되고 자기를 신뢰하게 된다.

다) 이제까지 아이에게 아이의 이미지에 대해 표현해왔거나 아이를 폄하하던 사람들이 있을 때에는 그들을 이미지 안에서 제3자화 하여서 멀리 보내준다. 또한 아이에게 그들의 생각과 판단은 아이의 선택과 변화에 따라서 의미를 잃어버림을 강조한다.

예) 아이에게 강하게 기억된 모욕이나 비난을 한 사람을 떠올린다.

그 사람이 자신에게 한 말, 자신이 느꼈던 감정을 충분히 느껴준다

그 사람을 2인칭이 아닌, 즉 자신과 직접 대화하는 사람이 아닌 3인칭으로 바꾸어 준다

그 사람을 자신이 현재 있는 시간과 공간으로부터 조금씩 멀리 보낸다.

희미해지고 까마득해질 때까지 멀리 보내고 지워버린다.

이제 아이자신에게 아무런 영향도 없는 상태임을 최면한다

아이는 타인의 평가에서 자유가 되어 자신감을 갖는다

9. 거울 보기

전문 최면을 할 때에는 가상의 거울을 사용한다. 집에서 아이들을 대상으로 할 때는 거울이나 종이를 이용할 수 있다.

자화상을 정립하고 시험 공포를 완화하며 인간 관계를 향상하고 갈등의 공포를 해소하는 데에 적극 활용할 수 있다. 엄마의 창의력이 곁들어지면 더 좋은 효과를 거둘 수 있다.

10. 그림 그리기

아이와 함께 그림을 그리면서 여러 가지를 얻을 수 있다. 아이와 공감대를 마련할 수 있고 그림을 통해서 아이의 정서와 느낌과 꿈을 찾아 볼 수 있다. 아이의 강점과 약점, 엄마를 향한 아이의 열망과 불만까지도 읽을 수 있다. 세심

하게 다가가서 아이에게 공간과 시간을 배려해주면서 그림 그리기 최면을 이끈다.

아이가 병을 앓고 있을 경우는, 그림 최면을 통하여 병의 아픔이나 괴로움을 약화하고 완화할 수 있다. 새 학년이 되는 공포, 시험에 대한 두려움 등도 해소할 수 있다. 새로운 프로그램에 대한 용기와 희망을 창조해 줄 수 있다.

11. 바둑판 지도

옛날에 사용하였던 사다리 타기 놀이와 비슷하다. 바둑판 코너마다 엄마와 아이가 기대하는 것, 성취하고자 하는 목표를 만들어 놓고 사다리를 타듯이 바둑판 모형 안에서 자신이 가고자 하는 곳을 향한다. 자신의 감정과 의지와 노력을 감지하고 천천히 돌아다니는 동안 자기 자신에 대한 신뢰감을 갖게 된다.

12. 손 흔들기와 깃발 꽂기

손 흔들기 하나만으로도 다양한 신호를 주고 받는다. 아이와 깃발 만들기 놀이를 하면서 신호를 만들고 서로간에 특정한 커뮤니케이션의 상징을 만든다. 실생활에서 의미 전달을 효과 있게 할 수 있다. 깃발을 응접실이나 부엌 코너에 장식해두고 메시지를 전해주는 신호는 아이가 그것을 볼 때마다 그 의미를 느끼고 기억을 되살리게 한다.

다양하게 손을 흔들거나 손 동작을 정하여 신호로 쓸 수 있다.

예) 타임 아웃 … 둘째 손가락을 X자로 포개어 두 손가락을 살짝살짝 두드

바둑판 지도

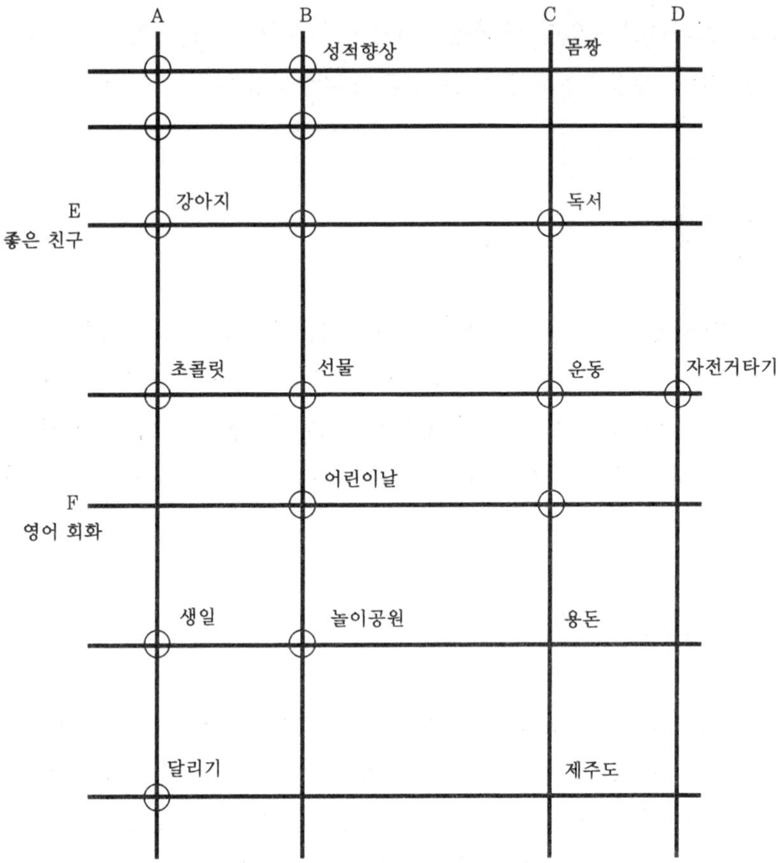

ㅇ부분에 더 적어 넣는다.

린다.

사랑스러워 … 양팔을 가슴에 접어서 붙이고 고개를 살짝 10도정도 갸웃하고 웃어준다.

조용히 해 … 입에 둘째 손가락을 대고 시선을 정지한 다음 호흡을 가라앉혀 고요를 느끼게 한다.

긴장 이완하라 … 양팔을 머리 위를 향해 가능한 한 높이 올린 후, 양 옆으로 원을 그리며 천천히 내린다. 다시 양팔을 배 앞에서 교차하게 한다.

13. 노래로 말하기

아이들과 자주 듣는 노래, 함께 좋아하는 음악 등을 통해서 메시지를 전한다. 노래의 가사는 아이가 감정적 긴장을 할 때 아이의 긴장을 해소시키는 데 도움이 된다. 반복적으로 사용하여 좋은 분위기를 지속하게 할 수 있다.

사랑의 노래라던가, 실연의 노래, 효도의 노래 등 확실한 주제가 뚜렷한 가요도 대중을 위한 최면 효과가 크다.

특히 어머니의 자장가, 할머니의 염불 등의 기억은 두고두고 마음에 남는다.

14. 몸 움직임으로 말하기

아이의 표정이나 자세를 고쳐주고자 할 때 몸짓으로 주의를 끌어 아이가 자각하는 즉시 교정하도록 한다. 전문적 연극치료와는 다르지만 엄마와 아이의 움직임은 일상 생활에서 느낌, 생각, 말, 오감 등을 모두 사용하여 나누는 종합적 커뮤니케이션이다.

예를 들면, 아이가 허리를 앞으로 푹 숙이고 앉아 밥을 먹을 때, 엄마가 아이의 이름을 부른 후 엄마 자신이 상체를 가볍게 흔들며 자세를 똑바로 고쳐 앉음으로 해서 아이도 곧 따라서 똑같이 하도록 하는 것이다. 또 '괜찮아' 하는 말 대신에 손을 저으며 흔드는 것, '그래' 라고 말하는 대신에 얼굴을 위아래로 끄덕끄덕 하는 것 등이다.

요즘 보게 되는 〈사랑〉의 신호는 두 팔을 머리 위에 얹고 두 손 끝을 머리 한 중간에 닿게 하여 팔을 둥그렇게 하면 그것이 바로 하트(심장)을 상징하는 사랑의 메시지라고 한다. 아침 등굣길, 출근시에 팔을 올리며 이 하트를 만들어 생긋이 웃는다면 사랑의 최면이 된다.

15. 일기

가끔 아이의 일기 내용에 주의할 필요가 있다.

일기는 자신에게 주는 강한 최면이 되므로 일기의 내용에 대해 바람직한 제안을 하여주면 아이가 긍정적인 자기 최면을 스스로 할 수 있게 된다.

아이가 친구와 싸웠다는 이야기, 시험이 어려웠다는 이야기, 선생님이 불평등하게 대했다는 이야기 등으로 내용을 채웠었다면 좀 더 긍정적이고 재미있는 내용의 이야기를 담을 수 있도록 동기를 마련해본다.

"우리 아들 일기에 오늘의 재미있는 얘기가 실리겠는데!"

이렇게 유도하여 말해주자.

"너의 이야기가 계속 실리면 해피엔딩 스토리의 소설책 한 권이 탄생할거야, 그렇지?"

일기에 그림도 그리고, 일기에 그날 날씨도 적어두고, 엄마 아빠의 표정도 묘사하고, 집안 분위기도 그리고 감동적이었던 노래도 적어둘 수 있도록 격려하자 아이가 자연, 시각, 감정, 청각, 등 다방면으로 관심을 느끼며 성장해갈 것이다.

엄마의 일기를 아이에게 보여 주어 모범을 삼게 해도 좋다. 이때 엄마의 긍정적이고 진실한 마음과 신념이 아이에게 최면되는 것을 자각하자

16. 편지 최면

전화가 아닌 편지를 받았을 때는 어느 때보다 감정과 사고가 집중된다.

쓰는 입장에서도 군더더기를 빼고 정리된 생각을 표현하게 되므로 이 장점을 이용하여 진지한 메시지를 보낼 수 있다.

최면이라는 컨셉에서 보면 편지를 쓸 때는 간단하고 분명한 메시지를 긍정적으로 표현하고, 편지를 받은 사람이 상징과 비유를 생생하게 느낄 수 있도록 써야 한다.

17. 화면 만들기

넓은 집에서 사는 경우 따로 마련된 방이나 걸을 수 있는 정원이 있다면 이상적이겠으나 우리에게 주어진 넉넉하지 않은 공간에서도 창의력을 발휘하면 좋은 화면을 만들 수 있다.

최면은 시간과 공간을 자유롭게 조절하고 초월하고 창조할 수 있는 능력을

만들어주기 때문에 공간의 대소와 관계없이 아이와 밀접하게 대화를 이어갈 수 있다.

응접실 벽에 비어있는 면이 있다면 그곳에 가상 화면을 그릴 수 있고, 한쪽 벽 전체를 화면으로 지정해둘 수 있다. 의도적으로 벽을 꾸며서 자신의 피안처로 이용할 수 있고, 창 밖으로 보이는 풍경을 화면으로 할 수도 있다. 최면에 익숙해지면 언제 어디서나 자신이 원하는 화면을 떠올리고 필요한 명상과 에너지를 충전할 수도 있다. 이 화면은 최면을 시도할 때뿐만 아니라 일상에서 접하는 상황 중에 주제 변경이나 기분 전환이 요구될 때 자연스럽게 이용할 수 있다.

이 장소를 이해와 관용과 휴식의 장소로 느끼고, 또 평화로운 곳, 성소와 같고, 할머니의 아늑한 품과 같은 상징적인 곳으로 느끼며 마음 속에 간직하여 사용하면 유익한 일을 창조한다.

예를 들면, 부부가 의견의 차이가 커서 서로 이해하기가 어려울 때, 〈잠깐, 타임 아웃〉을 선언하고 미리 설정해두었던 〈이 곳/ 화면〉을 주시하고 심호흡을 한다. 서로에게 시간을 주고 각자 자신에게 돌아가 자신에게 생각할 여유를 제공한다. 〈이곳/화면〉 속에서 충분히 휴식하고 생각을 한 다음에 한 걸음 물러선 자세와 정화된 감정으로 다시 대화를 시작할 수 있다.

화면을 주시할 때, 심호흡을 천천히 정성껏 할 것이며, 다음과 같은 몇 가지를 참조하면 좋겠다.

1) 심호흡으로 혈압과 혈맥이 안정되는 것을 느끼면 화면 또는 그곳의 한 정점에 집중한다. 구석이거나 한 중심이거나 가장자리여도 좋다
2) 근육과 마음의 긴장을 이완하고 한가하게 산책하는 느낌으로 시선을 확장한다. 하나의 선을 따라 가듯 해도 좋고, 중심에서라면 조금씩 확장하듯 (마치 불꽃놀이, 또는 물결의 파장처럼) 시선을 넓혀간다.

3) 하나하나의 색상, 소리, 느낌을 놓치지 말고 따라간다. 의도적으로 생각을 일으키지 말고 그저 느껴지는 대로 마음을 옮겨라

4) 이때에 온몸이 편안해지겠지만, 특히 당신의 얼굴 근육 하나하나에 이완을 명령하고 확인하라. 이마, 힘을 빼고 … 눈썹 … 힘을 빼고 … 눈에서 힘을 빼고 … 코, 힘을 빼고....양 볼에서 귀까지 완전히 힘이 빠진 것을 확인하고 … 인중에서 윗입술 그리고 아래 입술의 힘을 빼고, 귀에서 턱으로 내려오는 부분의 힘이 빠져 내려오는 것을 직시하면서 … 얼굴에게 이완을 명령, 확인한다.

5) 몇 번의 심호흡으로 아주 편안하고 기분 좋은 만족이 느껴지면 일상으로 돌아오자.

화면, 〈그 곳〉 만들기

- 응접실 한 면에 실제로 화분들을 가꾸고 편안한 그림을 걸어서 〈〈정원〉〉이라는 개념을 만들어도 좋다.
- 아이가 좋아하는 풍경의 그림을 걸어두고 함께 바라보며 시선을 멈출 수 있으면 좋다
- 주거지가 아파트라면 실내에서 내려다 보는 바깥 풍경 중에서 가장 아름다운 한 쪽 면을 정하자
- 여행 중에 찍었던 사진, 할머니 할아버지가 사시는 시골 집의 사진 같은 정겨운 추억과 혈연들의 애정이 담긴 사진도 좋다.
- 넓은 하얀 백지나, 큰 사이즈의 빈 액자도 좋다.

18. 성경 최면 / 신앙 최면

성경의 내용, 구절을 인용하여 실 생활에 적용한다.

다른 어떤 신앙 생활도 최면과 연관 되어있고 최면 현상을 인정함으로써 더 큰 효과를 얻는다.

성경이나 불경에서 자신이 평소에 감동하여 실천하고 자 하는 구절을 외워두고, 여러 면에 필요한 다른 구절을 외워두거나 적어둔다. 심신의 병약함을 느낄 때, 마음이 분노로 가득할 때, 누군가 밉고 원망스러울 때, 돈 걱정으로 불안할 때, 시험을 앞두었을 때, 직장 생활에서 스트레스가 힘겨울 때, 자녀들과 관계가 나쁠 때, 배우자와 문제가 생겼을 때 … 딸깍하고 스위치를 켜듯 그 구절을 떠올리면 마음에 평화와 안정이 오게 되어 좋은 신앙 최면이 된다.

VI. 엄마 최면의 예

1. 아기가 졸려서 짜증낼 때

어린 영아들에게도 엄마의 최면만은 통한다. 아이들이 보채거나 울 때에 최면으로 아이의 기분을 전환할 수 있다. 배가 고프거나 특별한 병으로 열이 있거나 기저귀가 젖어 있을 때에는 물리적인 처리를 먼저 해서 편안한 여건을 제공해야겠다.

가) 번서 아가의 눈을 엄마와 맞추는 것이 가장 중요하다.

나) 엄마는 명랑하고 사랑스러운 목소리로 아가를 부른다.

〈아가…아가..우리 애기이…〉 평소에 익숙한 엄마의 음성이 아이 온몸의 감각을 이끌어 긴다.

다) 엄마의 얼굴을 좌, 우로 흔들흔들 하면서 아기의 시선을 함께 이끈다. 이때에 소리를 내든지 얘기를 계속하여 들려준다. 이를 테면 〈아기의 옹알이〉 흉내내거나 〈라리라리라리! 라리라리라!〉를 반복하거나 그냥 아이에게 아무 이야기나 해준다.

라) 아가의 어깨나 등을 다독여주고 등 쓰다듬기를 천천히 반복한다. 머리를 쓰다듬거나 살살 긁어주듯이 만져도 좋다. 이때에 가장 강조하고 싶은 것은 아가의 눈과 엄마의 눈이 함께 움직이며 이동하고, 아기가 눈을 깜

빡이면 엄마도 따라서 깜빡이며 의도적으로 아이와 맞추어 준다.

마) 앞, 뒤로 또는 좌, 우로 시계추처럼 편안하게 움직여 준다.

바) 엄마의 미소와 시선의 일치감, 엄마의 명랑하고 부드러운 목소리를 들으며, 아주 익숙한 리듬으로 함께 움직이는 동안 아기는 안정과 편안함을 느끼고 사랑 속에 빠진다.

사) 보조 수단으로 음악 들려주기와 흐르는 수돗물 소리 내기, 아이를 안고 춤추듯이 규칙적으로 움직여주는 동작을 권한다.

〈〈 여기에서 엄마의 미소는 시각적, 엄마의 목소리는 청각적, 동작과 느낌은 신체적, 감정적인 에너지 접근이다.〉

2. 놀다가 넘어졌을 때

아주 심하게 다쳐서 출혈하고 있거나 호흡이 곤란하여 응급실을 가야 할 경우는 제외하고 아래와 같은 최면을 해줄 수 있다.

엄마가 너무 격앙하여 놀라고 겁내는 태도를 보이거나 지나치게 침착한 척 무관심하다는 느낌을 주지 않도록 한다. 모든 아이들의 감정과 기억은 한 평생 그대로 기억된다. 사건이 발생한 그 때의 기억은 성장한 이후에도 작용한다.

아이들에게 찍힌 이 다큐멘터리 필름은 단순한 기록이 아니라 부모가 그 순간 한번 밖에 찍을 수 없는 아이 인생을 지켜줄 유산이 된다. 이 작은 동기가 아이의 평생 동안 간직할 강한 이미지와 신념을 만든다.

희망이가 동무들과 공원에서 놀고 있었고 엄마들은 저만치 떨어져 있는 곳에서 엄마들끼리 대화에 열중하고 있었다. 놀이 기구를 가지고 놀던 희망이가 아차 하는 순간 넘어졌다. 같이 놀던 아이들이 희망이를 부르며 위험을 알렸고 아이들의 엄마들도 일제히 몸을 그쪽으로 향했다.

가) 아아, 희망아 넘어졌어? 아이고 … 어쩌다가 …

(다가가서 전면으로 아이를 향해서 자세를 낮추자)

일어나야지 그렇지? 우리 희망이는 넘어져도 잘 일어나더라 그렇지?

(엄마가 두 손을 비비다 툭툭 터는 시늉을 한다)

나) 아이가 넘어진 자세에서 엄마를 바라보며 울음을 그치지 않을 때에는 엄마가 아이처럼 곧 울 듯한 표정으로 말한다.

희망아 어서 일어나야지... 엄마가 아프네… 엄마가... 엄마가 희망이처럼 말이야... 자... 일어나볼까? 희망이가 일어나야.... 아픈 곳을 살펴볼 수 있어. 그렇지?

다) 아이가 일어나면, 어깨를 부드럽게 잡아 다독여 주자.

어디 보자, 손 바닥? 어디 보자, 우리 예쁜 희망이 발 바닥? 귀여운 무르 … 파악? 어디 어디 보자 … 우리 희망이 궁댕이? 어디가…어디가 또 … 아파… 아?

라) 이쯤 해서 아이가 빙그레 웃으면 다행, 그러나 계속 징징대거나 울면 다음 단계로 가보자.

이리 와봐 우리 희망이, 엄마가 안아서 자세히 보자.

어디 보자…희망이 아팠어? 희망이가 놀랐구나…엄마가 보니까 이제 싸악 나을 것 같아, 다행히 심하지 않아 … 쉽게 낫는다 … 희망아. 친구는 괜찮은지 물어볼까? 희망이가 가서 물어보고 와. 친구도 넘어졌으니까 그렇지? (아이 몸의 방향을 넘어져 있는 아이 친구로 향해준다)

마) 희망이를 따라가서 두 녀석들을 번갈아 보면서 안심하는 미소를 보내준다.

재미있게 놀았지? 이제 조심해서 놀자 …재미있게 놀려면 안전하게 놀아야 해, 그렇지?

바) 우리 희망이와 진영이는 건강하고 씩씩해서 이뻐! 신난다 … 엄마도.

사) 저기 다른 아이들 봐라, 재밌게 논다 … 가서 함께 놀까? … 어머, 정말 재밌게들 노네…. 어서 가보자 우리 아들….

〈〈큰 상처나 문제가 없으면 노는 것을 당장에 중지시키는 것보다 조금 놀이를 더 계속하도록 하는 것이 좋겠다. 놀다가 다쳐서 아팠지만 극복할 수 있는 만큼이었고, 또 그것을 통해서 이제 조심할 방법을 터득했을 것이고 조금 더 놀면서 자신의 마음을 진정시키고 자연스럽게 원래 상태로 돌아올 수 있는 힘이 생기리라. 실수나 실패는 끝이 아니고, 절망이 아니고 일생의 수 많은 경험 중의 극히 작은 부분이라는 것을 어렸을 때부터 감당하게 해주는 것이 필요하다.

훗날 무슨 일에 당면했을 때 그 날의 경험과 기억이 힘을 불러 낼 것이다. 선명하게 그 일이 뚜렷한 교훈으로 남아 떠오르거나 그러지 않더라도 어쩌면 무의식 속에 자리하여 힘을 발휘할 것이다.〉〉

3. 집중력을 길러주기 위한 연습

아이들을 키우고 학생들을 가르치다 보면 집중력이 현저하게 차이 나는 것을 본다. 집중력이 지나치게 낮거나 산만하여 주변 사람들에게 피해를 주는 수준까지 간다면 심각한 병증으로 치료를 하여야 한다. 이런 아이들은 ADHD (Attention Deficit Hyperactive Disorder)의 적절한 치료를 받게 되는데 어렸을 때 빨리 발견하여 치료를 시작하면 공부와 학교 생활에서 문제를 피할 수 있고, 주변 인간관계와 사회 활동에도 잘 적응 할 수 있다.

어렸을 때부터 아이들의 말이나 시선의 움직임과 몸 동작을 유심히 살펴서 지나치게 어수선하다고 생각되면 의사와 상의하도록 한다. 사실 자폐증이나 정신집중 행동발달 장애 등은 양육하는 엄마가 가장 먼저 발견할 수 있다.

보통 아이들에게도 일상 생활에서 사소한 일을 통해 집중력과 침착한 태도를 길들여 주는 것이 건강한 방법이라고 생각한다. 몇 가지 예를 들겠지만 기본 의도는 아이들이 말이나 생각을 느끼면서 행하도록 훈련해주고, 자신의 행위를 파악하는 능력을 기르는 연습이다.

***저녁 상 상차림에 도움을 청할 때**

〈정우야, 숟가락 젓가락 놓고, 넵킨 차려줄래?〉

아이가 신나서 숟가락, 젓가락을 들고 설치기 시작한다.

자, 할머니 어디 앉으시지? 여…기 그렇지? 자, 할머니 자리 넵킨 놓고,

아빠 어디 앉으실까? 여..기, 그렇지? 자아, 넵킨 놓고, 엄마는? 그래, 여..기…. 넵킨 놓고…..형아는 여기, 우리 정우는 어디 앉지? 여기…그렇지? 넵킨 놓고…..동생은 어디? 어딜까? 여..기…넵킨 놓고…

아, 넵킨 다 놓았네…그럼 이제 숟가락을 하나씩 놓아봐. 할머니 숟가락, 아빠 ….순가락…엄마 숟가락…형 숟가락 놓고….정우 것 여..기 놓고….동생 것도 여기 숟가락 놓고…..

이제 젓가락 놓을 차례네….근데 재밌게 해볼까? 젓가락을 한개씩 놓아보는 거야. 어때?

할머니 젓가락 하나, 아빠 젓가락 하나, 엄마 젓가락 하나, 형 젓가락 하나, 정우 젓가락 하나, 동생 젓가락 하나…..또 하나씩…할머니 젓가락 하나,…아빠 젓가락 하나…엄마 젓가락 하나….형 젓가락 하나…정우 젓가락 하나…동생 젓가락 하나…..와아….다 했다…다 했다…..

맘껏 칭찬해주고 이뻐해주자. 볼에 뽀뽀해주어도 좋고 만족하게 웃어주자.

덧붙이는 한마디 〈우리 정우가 아주 열심히 했구나 … 잘했어요. 참 잘했어요〉

* 1,2,3,………… 20 과 20, 19, 18…… 1

가) 숫자 세기 놀이를 가끔 한다. 마주 앉아서 눈을 바라보면서 하는 것이 최상이지만 잠들기 전에 옆에 누워서 하게 되면 심신의 이완에도 도움이 될 것이다.

나) 1 부터 20까지 천천히…..그 다음에는 20부터 1까지 내려오면서 천천히 하나 … (호흡), 두울...(호흡), . ……… 스 … 물 … (호흡), 그리고 거꾸로 … 열아홉 … (호흡), 열여덟 … (호흡) ……… 하나 … (호흡) … 많은 경우에 아이들은 아주 편안하게 잠이 든다.

다) 때로는 숫자마다 단어 붙이기를 하면 어휘력에도 도움이 되고, 친구들 이름을 붙이게 하면 친구들에 대한 느낌을 객관적으로 가져 볼 수도 있다. 1, 장미 2, 책상 3, 연필……… 20까지 갔다가 반대로 숫자가 내려올 때에는 친구들의 이름이나 주변 사람의 이름을 붙혀보게 한다. 20, 수지 19, 은정 18, 캐티….이렇게 1로 내려온다.

라) 아이는 1부터 20쪽으로 세고, 엄마는 20부터 1로 내려오면서 속도를 아이에게 맞추어 보는 것도 흥미롭다. 잠자리에서라면 더더욱 아이의 편안한 잠을 유도 할 것이다. TV를 보다가 곧바로 잠자리에 들거나 컴퓨터 게임 직후에 바로 잠을 자는 것보다 이렇게 뇌파를 정화해주는 것이 무척 좋은 정신건강법이다.

* 자기 비디오 찍기

가) 아이에게 어느 특정한 시간, 또는 주제를 주어서 자신이 얼마 전에 했던 말과 행동을 비디오로 찍듯이 기억해내어 다시 말해보도록 한다. 글로 쓰도록 해도 좋으나 엄마에게 차분하게 설명하고 재미있게 구사하도록 격려해주자.

나) 이때 아이의 이야기를 진지하고 흥미 있게 들어주자. 아이의 눈동자 움직임, 표정, 손짓, 몸동작 등을 유의하여 아이를 따라서 움직여주자.

다) 아이의 설명에 옳고 그름이나 좋고 나쁨을 표현하지 말고 그냥 들어주자. 가끔 맞장구를 쳐주어 이야기를 계속하도록 도와주자.

라) 아이가 시각, 청각, 감각을 골고루 사용하여 표현하도록 도와주자.

마) 이야기를 다 마쳤을 때 아이가 설명하고 표현했던 것들을 엄마가 요약하여 생생한 묘사로, 다시 한번 아이에게 들려주기를 권한다. 이때 엄마가 사용할 언어와 표현은 아이의 어휘와 표정까지를 맞추어서 또는 그대로 사용하면 좋겠다. 그렇다고 해서 흉내를 내어서는 안 되는 것을 기억하자

바) 이로써 아이는 자신이 의식적/무의식적으로 했던 행동들을 반복하여 돌아보게 된다.

사) 아이에게 꼭 필요하다고 느끼면, 엄마의 제안이나 조언은 반드시 긍정적 단어와 명확한 표현으로 아주 간단하게 말해준다.

4. 벌레와 동물에 대한 공포

벌레에 대한 공포를 가진 사람들을 만나는데 그들 대부분이 어렸을 적에 시

작된 공포이다. 다 큰 어른이 조그만 벌레를 보고 경기하듯 떨며 소리 지르는 것을 보면 우습기 짝이 없지만 본인은 그 공포가 너무 절박하다.

아이 앞에서 파리나 모기나 바퀴벌레를 죽이는 것을 보여주는 것 또한 좋다고 볼 수 없다. 아이들이 그것들에 대한 혐오감이나 공포를 갖지 않도록 주의해야 한다. 또한 장난 삼아 아이에게 벌레들을 이용해서 꾸짖거나 체벌에 이용해서는 절대 안 된다.

옛날 어린 시절에 여름 방학 때 외갓집에 놀러갔을 때였다. 한참 노란 참외를 깎아 맛있게 먹고 있는데 기와로 이어진 담벼락 너머로 이웃집 할머니가 손주 손녀들에게 언성을 높여 야단을 치는 소리가 들렸다.

"호랭이가 콱 물어갈 기집아야, 물동이 하나 이고 오면서 그렇게 느려터져?.... 구렁이가……따로 없네 그려……너 봐라 저 토깽이 새끼도…너같이 느려터지면 쇠파리한테 다 물어뜯겨 파리 밥이 되는겨…알겄어?.....너 걸어오는 것 닭들이 보면 ….우리 삥애리한테 애기씨 애기씨 하라 허것다. 병아리한테 안 채일려면 꾸물거리들 말어……"

그 할머니는 어떻게 그 많은 동물들을 순식간에 등장시키며 손주 손녀들을 기겁하게 혼내셨었는지 지금 생각하면 놀랍다.

그런데 그 이웃집 할머니에 대한 우리 외할머니 말씀 또한 잊혀지지 않았고 내 인생에 절대적 영향을 주었다.

"사람은 짐승하고는 다르다. 화가 난다고 해서 저렇게 소리를 지르면 안 되는 것이야. 옛날에 우리 할머니께서 그러시는데 여자가 소리를 높이면 《개(Dog)》라고 한단다."

할머니 말씀이 그대로 머리에 박혔다. 정말 우리 외할머니는 화가 나서 소리를 높히는 일이 없었고 우리 손녀들 역시 어린 시절을 소리 지를 일 없고 들을 일도 없이 자랐다. 천주교 재단의 학교에서 학창시절을 보낸 나는 그야말로 침

묵이 자연스러운 분위기로 알고 자랐다. 직장 생활에서도 사회 생활에서도 소리를 높여 말 했던 일이 기억나지 않는다.

나이를 먹어 자신을 돌아보니 내가 소리를 지르지 않았던 것이 아니라 지르지 못했던 것을 알아 차렸다. 정신 분석을 받으면서 나의 내면에서는 소리를 지르고 악을 쓰고 분노할 일이 있었어도 그 소리를 다른 곳에 쌓아두었던 것이다. 너무 화가 났을 때 나는 머리가 아팠었고 위경련을 앓았을 때도 있었다.

아뿔싸, 화를 내는 것도 건전한 방식이 있다는 것을 다 늙어서야 깨달았으니 이제는 어떻게 화를 내며 그 화를 분노로까지 가지 않도록 해야 하는지도 알게 되었다. 그래도 여전히 소리지르는 사람에 대한 나의 선입견은 동물에 가까운 사람이다. 그야말로 우리 외할머니의 강력한 최면이 지금까지 나에게 남아 있는 것이다.

미국 친구 중에 벌레에 대한 공포 때문에 웃지 못할 에피소드를 남긴Jenny란 친구가 있다. 연중 내내 맨하튼 빌딩 숲에서 서류와 씨름하며 일하던 우리들 몇몇이 모처럼 산행을 하던 날이었다. 다섯 명의 동료들과 함께 가까운 산에 올라가다 갑자기 누군가가 비명을 질러서 달려가 보니 개미들의 행진 앞에 Jenny가 눈을 가린 채 떨고 있었다. 모두 달래고 안심을 시켜도 자기를 산 아래로 내려가게 도와달라는 애원만 할 뿐 어떤 조언도 듣지 않았다. 내 직속 직원이니 내가 봉우리까지 가는 것을 포기하고 자원하여 Jenny와 산을 내려 왔다. 산 언저리에 있는 조그만 카페에 들어가 건너편 산을 바라보면서 우리 나름대로 좋은 시간을 가졌다. 카페 여주인이 직접 만든 애플 파이, 블루베리 쿠키, 진한 캐모밀 차를 마시며 50년대 미국 팝송을 들으며 산 내음과 새 소리를 즐겼다.

Jenny의 이야기는 이랬다. 초등학교 1학년이던 그녀가 고모 결혼식이 있어서 할머님 댁에 갔었단다. 농장이 있는 커다란 저택에서 결혼식이 있었고 많은 하객들이 왔었다. 오랜만에 만난 사촌들과 신 들린 것처럼 놀다 보니 결혼식에 참석하여야 할 드레스를 다 망치고 말았고, 그날 플라워 걸인 Anna는 결혼식장으로 들고 들어갈 꽃바구니를 완전히 쏟아버렸다. 고모의 시댁 식구 중 한 사람인 리즈 아줌마가 그걸 보았다. 함께 놀던 사촌들이 모두 불려와서 꾸중을 들었고 그 중에 주동이었던 Jenny와 Michael과 John은 나무 둘레에 서있도록 명령을 받았다. 나무 둘레에 끈으로 둘레를 쳐놓고 그 밖으로 나와서는 안 된다는 것이었다. 농장에서 일하는 흑인 노동자 Bill로 하여금 지키게 하기도 하였다.

처음에는 킥킥대면서 결혼식이 어서 시작되기만을 기다렸다. 결혼식이 시작되면 부모님들이 자기들을 찾아 부를 것이라 확신했기 때문이었다. 그러나 예상은 빗나가 아무도 세 아이들을 부르러 오지 않았다. 셋을 지키고 앉아 있는 흑인 Bill 아저씨는 옆 나무에 기대어 앉은 채 쿨쿨 잠을 잘 뿐, 제일 나이 어린 John이 오줌이 마렵다는 말에도 아랑곳 하지 않았다. 못 듣는지 듣고도 모른 채 하였는지 알 수 없었다.

결혼식이 시작되었다. 결혼식 장면이 훤히 보이는 곳에 꼼짝 못하고 서 있는 세 아이들에게 신랑, 신부 그리고 주례자 하객들 모습들이 빠짐없이 보였다. 결혼식 앞부분이 끝난 후 모두는 식사를 즐기며 춤추었다. 그러나 아무도 아이들 쪽을 바라보아주는 이는 없었다. 초조해지기 시작한 Jenny의 어깨 부분에 뭔가가 굼실굼실 기어가는 것 같았다. 고개를 돌려보니, 개미 떼가 줄줄이 Jenny의 팔을 타고 내려오는 것이 아닌가? Jenny는 외마디 소리를 지르며 주저 앉아버렸고 동시에 두 사내 녀석 사촌들은 큰 소리로 엉엉 울기 시작하였다. 잠이 깬 Bill은 Jenny의 몸에서 개미를 툭툭 털어주며 "아무것도 아니야, 울지 마!" 하며 지나치려 했으나 Jenny의 몸짓이 심상치 않았다. 제니의 눈동자와 얼굴 색에 놀란 빌은 Jenny를 안고 마구 뛰었고 가족들과 응급실에 가서 진정한 후 집에 돌아왔었다고 한다.

그 때 그 광경이 가끔 꿈 속에서라도 나타난다 치면 정말 온몸이 경직되며 쿡쿡 쑤시며 머릿속으로 개미들이 들어오고 있는 것 같다고 한다. 우리가 산행을 하던 그 날도 개미들의 행진을 보는 순간에 그 개미들이 자신의 귓속으로 들어오고 있는 것 같았고, 머리카락 사이사이에서 굼실굼실 대는 것 같다고 말했다. 이런 이야기를 하는 Jenny의 표정과 몸짓은 그녀의 공포가 얼마나 절박한가를 짐작하게 하였다. 그뿐만 아니라 Jenny는 벨트나 가늘거나 긴 스카프를 맨 적이 없다고 한다. 아무리 상징적이긴 해도 그날 그 밧줄로 둘러놓았던 공포가 그토록 리얼하게 그녀 속에서 함께 자라왔던 것일까.

똑같은 개미와 관련된 이야기지만 사람에 따라서 참 많이 다르다. 내가 어렸을 때는 개미들을 손에 놓고 그들 움직이는 것을 바라보면 너무 사랑스럽고 신기했었다. 그리고 가끔 우리 마당 꽃밭에 개미들이 줄줄이 떼지어 가면 나는 그 뒤를 살금살금 따라가며 생각에 잠기곤 했었다. 이들도 자기들의 세상이 있구나. 앞에 가는 대장도 있고 엄마도 있겠네. 얘들은 어디에 갔다가 어디로 돌아가는 걸까? 아니면 멀리 여행을 떠나는 걸까? 이렇게 생각에 생각을 이어가는 동안은 이미 나는 그들 중의 하나가 된 것처럼 혼자 웃기도 했었다. 지금 흰머리를 머리에 인 늙은 나이에도 나는 개미들에게도 우리가 사는 세상과 비슷한 삶이 있고 나름대로의 규칙 있는 정연한 행로가 있을 것이라는 생각을 바꾸지 않고 있다. 개미 세계에 대한 경외심과 생명의 신비감을 느끼곤 한다.

* 아이가 벌레를 보고 지나치게 놀라거나 흥분할 때

가) 어디 보자. 무엇인지 함께 보자….아…이거….바퀴벌레, 그거 맞지?

나) 딸 아이는 고개를 반대로 돌린 채 나한테 안겨서 꼼짝도 안 하려고 한다. 나는 계속 이야기 한다. "이거 봐...이거 봐….. 되게 쪼그맣네 뭐….효정

아, 너는 Big Gir이잖아…이것은 이렇게 쪼….그맣고 너처럼 큰 걸음으로 걷지도 못하고….. 이렇게 느…리…고….약 … 해서 …너한테 ….다가오지도 못하고 너를 밀치지도 못하는데….뭐….이거 봐….

다) 아, 얘가 미안하다고 하네…효정이를 놀라게 해서 미안하대….어, 좀 쳐다봐, 효정아. (고개는 돌리려 하지 않고 옆 눈으로 사알짝 바라보는 것 같다.)

라) 쟤는 어쩌다 바퀴벌레로 태어났을까? 제 엄마는 너무 속상하겠다 그렇지? 예쁜 새로 태어나거나 조금 큰 햄스터로 태어났으면 우리 효정이가 함께 놀아줄 터인데, 그렇지?

"으 … 응" 가까스로 대답하는 효정이

마) "벌레야, 어서 가라. 우리 효정이가 너하고는 놀고 싶지 않다고 한다 … 어서 … 가라…."

〈〈평소에 아이가 무서워하는 벌레나 동물그림을 부엌에 붙혀두고 함께 바라보면서 이야기 해주는 것도 효과가 있다. 그 대상이 우리보다 약하고 우리를 해칠 수 없는 약한 존재이며, 해충이라 할지라도 우리가 그들을 피할 수 있고 우리가 그들을 움직일 수 있다는 것을 강조한다. 그리고 그 대상에 대해 코믹하고 긍정적인 이야기로 풀어나간다. 그 벌레나 동물이 풍자된 만화 영화를 보여주면 아주 좋은 효과를 얻을 수 있을 것이다〉〉

덧붙이자면 그 그림 속을 대상 대신에 다른 사물이나 동물을 떠오르도록 유도하여 기분을 바꾸어줌으로써 자연 속에 이런 저런 다양한 벌레와 동물들이 있고 그 중에 우리 인간들은 그들을 부릴 수 있는 힘과 능력이 있다는 것을 깨닫게 한다

"이 그림을 봐. 저 눈 좀 봐. 반짝 반짝… 가는 다리 … 날씬하네…. 훨

훨 날아다니면 좋겠다 그렇지? 꽃에 가서 놀고 싶겠다"

"재는 효정이가 무서워서 도망가려고 하네. 저봐, 눈을 보면 알 수 있어. 눈을 크게 뜨고 있네….효정아 … 윙크 윙크 해줘봐. … 그래주자, 응?"

"자, 만져봐. 한번 이렇게…어때? 만져보니까….괜찮지?"

"지난번에 TV에서 본 하얀새….그 새 다시 보고 싶다, 그렇지? 효정이가 흉내 내고 이뻐이뻐 하던 새……그 새가 유명한 미국의 하얀 독수리였어. 그 새를 사람들은 얼마나 무서워하는지 아니? 그런데 우리 효정이는 이뻐했지 그렇지? 엄마도 그 새가 제일 멋지더라. 이 담에 그 새의 사진을 한 장 구하자. 나중에 우리가 옐로우스톤 공원에 가면 그 새하고 놀 수 있을 텐데…."

– 공포를 없애거나 감소시키기 위해서 앞장의 실제 연습 IV를 참조, 손 최면, 손 바닥 뒤집기, 편지 최면 등을 응용할 수 도 있다.

5. 캔디 또는 초콜릿 조절

아이들 식성이나 습관은 100%가 부모의 책임이다 라는 말에 동의하지 않을 수 있을까? 만약 내 아이가 캔디나 초콜릿 또는 특정 음식에 지나친 욕심을 부린다면 그것은 음식에 대한 단순한 기호의 문제에 머물지 않는다. 외모를 변화시킬 수 있고 이슈와 당뇨, 비만, 충치를 초래하며 아이의 전반적인 성격상 문제까지 초래할 수 있다.

일상생활의 필름을 돌려서 살펴보자.

가) 아이에게 언제 캔디나 초콜릿을 주었는가?

나) 그때에 어떤 일이 있었는가

다) 아이가 보챌 때 또는 아이가 귀엽고 사랑스러웠을 때?

라) 또는 칭찬의 표시로 주었는가

마) 부엌이나 응접실에 캔디와 초콜릿 병을 내어놓아 두고 사는가?

아이가 캔디와 초콜릿 등 어떤 기호식품을 선호하거나 선택할 때 잠깐 멈춰보게 하자. 반드시 아이가 초콜릿이나 캔디를 선택하기 전에 어떤 대상이나 이미지를 자동적으로 떠올리게 해보자…. 언제까지 부모가 아이들 곁에서 〈노, 노〉를 해주면서 따라다닐 수 없는 것이다. 아이 스스로에게 바람직한 결정을 할 수 있도록 해주어야 한다.

가) 우선 시각적으로 비교를 하게 한다.

아이가 좋아하는 인기인, 영화배우, 탤런트, 예술가, 선생님, 친구, 친지 중에서 건강 다이어트를 아주 잘하여 외모나 성격, 생활 전체가 행복한 모델들의 이름을 〈G〉 그룹에 적는다. 그들의 사진이 있다면 사진을 〈G 〉그룹에 모아 진열한다. 다음에는 뚱뚱하고 못생긴 사람들, 병원에서 링겔 병을 들고 있는 환자, 치과에서 이를 뽑는 사람, 친밀한 느낌을 주지 못하는 성격의 사람들의 이름이나 사진을 〈B 〉그룹에 적거나 붙인다.

나) 청각적으로 걱정스럽고 동정어린 음성으로 이야기한다.

캔디나 초콜릿을 너무 많이 먹게 되었을 때에 직접적으로 아이에게 초래될 상황을 설명해준다. 〈B〉 그룹의 그들의 심각한 상황에 대해 동정하는 대화를 나눈다. 예를 들어 비만체중이 되어 건강이 나빠지고 외모가 형편없이 된 사람, 당뇨가 다른 합병증을 불러와서 병원에 입원한 사람에 대한 이야기이다. 그들의 현재 상황과 미래까지를 다루어 주라.

다) 신체 감각적인 묘사를 하여 아이가 느껴보도록 이끌어 준다. 엄마는 우

리 〈아들/딸〉이 상한 이를 치료하러 자주 치과에 가는 것보다 건강한 이를 깨끗이 세척하기 위해서만 가면 좋겠어. 지난번에 이를 치료받으러 갔던 때, 어땠어? 기분이 아주 좋았니? 아니면 치료할 때 아픈 것, 무서운 것을 느꼈니?

라) 하루에 3번 이를 닦는 것도 필요하지만 이를 상하게 하는 음식을 피하는 것도 아주 중요해.

마) 자, 이 사진들을 볼래? G그룹 … 캔디, 초콜릿을 안 먹고 좋은 음식을 먹고 이를 잘 관리하고 생활한 사람들은 외모도 예쁘고 잘 생기고 목소리도 좋고 성격도 좋대. 행복하게 사는 저 사람들 말이야, 너도 잘 아는 사람들이지? 놈매 좋고 건강하고 … 와우 … 멋져

바) 이 쪽 사진을 좀 봐, B그룹 … 이들은 몸도 마음도 피곤해 보인다. 뚱뚱하지. 옷 맵시도 나쁘지. 저 … 화난 목소리 … 표정도 … 멋있어 보이지 않지? 그들 자신들도 몸도 기분도 신나지 않대요.

사) 너는 어떤 그룹에 가고 싶어? 당연히 우리 우주는 〈G〉그룹이 어울리지 그렇지?

아) 네가 캔디가 꼭 먹고 싶다면 하루에 한번만 낮에 먹는 거야. 그리고 먹고 난 후에는 반드시 이를 깨끗이 닦지. 그래서 너의 치아는 누구보다 튼튼하고, 너의 몸은 아주 건강하고, 기분은 언제나 상쾌하지. 당연히 신나게 놀고 공부하고 모든 것이 재미있지, 그렇지?

자) 너는 당연히 G그룹을 택해. 그렇지? 캔디 먹기 전에 항상 G or B를 떠올려. 그리고 G, 오직 G를 택하지. 그렇지? (반복함으로써 강조한다)

6. 아침에 늦게 일어나 학교에 늦는 아이/ 게임 중독

우리가 자랄 때는 새벽에 일찍 일어나 공부를 하다가 아침 식사를 하고 등교했었다. 아무리 늦게까지 시험공부를 했어도 감히 늦잠 잘 생각을 못 해보고 자랐으니 말이다.

컴퓨터를 가까이 하는 요즘 아이들이 밤 늦게 자니 아침마다 깨워서 학교 보내는 일이 전쟁같다고들 한다. 아이들이 수면 장애를 가지고 있거나 게임에 지나치게 빠져서 일상생활을 조절하지 못한다면, 요즘 아이들이 다 그러니까 하고 밀어둘 일이 아니다

디지털 시대 청소년들은 늦게까지 컴퓨터에 매달려 숙제를 하기도 하고 게임에 중독되어 있기도 하다. 게임 중독은 보통 잔소리나 훈계를 해서는 치료될 수가 없다. 원인이 다르니 치료방법도 일률적이지 않다. 심심해서 하다 보니 게임에 중독되었다고 핑계를 대지만 청소년 우울증이나 조울증을 앓고 있거나 왕따를 당하는 아이들이 게임에 쉽게 빠져서 헤어나기 어렵다 한다.

자신의 우울한 기분이나 불안한 심리에서 도망갈 수 있는 가장 편리한 곳이 컴퓨터 게임이라 한다. 〈매니아〉 (mania)의 기전이 있는 아이일 경우는 중독으로 가기 쉬우니 초기에 적절한 치료를 시작해야 한다.

양육 현장에 있는 어머니가 교육을 실시하는 교사와 정신과 전문의와 의견을 나누어 늦어지기 전에 게임 중독 문제를 해결해야 한다. 다른 취미 활동을 하게 하여 게임으로부터 벗어나게 해야 한다.

부모는 아이가 전문의 치료를 받도록 서둘러야 한다. 아울러 엄마가 직접 아이에게 도움이 될 수 있는 최면유도를 계속한다. 늦잠과 게임 중독을 전환하기 위한 최면의 실례가 이 책 안에 있으니 참조하기 바란다. 아이에게 게임을 중단 시킬 목적으로 간접 최면을 할 때는 언어 설정과 환경에 면밀한 준비에 필

요하다.

아래는 아이가 한창 열이 올라서 게임을 하고 있을 때에 그 게임을 중단 시키는 예, 부모가 대화 할 때에 간접적인 최면, 즉 긍정적인 접근을 시도하는 예이다.

가) 여가에 할 수 있는 일 중에 게임보다 더 적절한 일들을 찾아 권장하도록 한다. 학교에서의 그룹 스포츠와 방과후 특별활동, 문화 종교 단체 활동, 부모의 일을 돕는 일 등

나) 아이에게 게임 시간을 제한하여 규칙을 만들어두고, 반드시 해야 할 숙제나 공부를 마친 후에야 게임을 할 수 있다는 것을 분명히 해둔다. 요즘은 소프트 웨어가 개발되어서 부모들이 게임 시간을 조종할 수 있는 방법도 있다고 한다. 그러나 긴 안목으로는 스스로 조절할 수 있도록 해야 한다. 약속을 어기거나 조절하는 일에 실패했을 때에는 그에 걸맞은 일거리를 주거나 당분간 게임을 중단시키는 방법도 있겠다.

다) 아이가 게임에 빠지는 그 때에 중단 시켜본다. 다른 제안을 하기 전에 부모는 미리 준비하여야 할 것이 있다. 중단 시킨 이후에 게임보다 더 좋은 일, 신나는 일, 보람 있는 일을 접하도록 하는 것이다. 이것이 그 아이의 심리와 뇌리에 기억될 것이다. 예를 들어서 아이가 가장 좋아하는 아이스크림을 먹게 한다든지, 좋은 영화를 보러 간다든지, 집에서 DVD를 함께 본다든지, 아주 놀라운 소식을 전해주어 당분간 거기에 몰입할 수 있게도 한다. 아이가 게임을 하고 있는 중에 수시로 게임을 중단 또는 제한하기를 권한다.

라) 뉴스나 주위의 사례 중 게임 중독으로 학업을 망치고 직장을 잃고 가정까지 파괴하는 사례를 생생하게 말해준다. 그리고 아이가 늦잠을 자서 학교에 늦는 것이나 시험을 망친 것이 게임중독에서 비롯된 것임을 분명

히 말해준다. 이 게임은 너를 가두는 좁은 밀폐공간이다. 이 답답한 밀폐 공간에서는 너의 몸과 마음과 미래가 숨쉴 수 없다는 것을 강조한다.

마) 게임을 시작하는 쪽이 아이 자신이고 시간을 소비하여 학교 공부나 다른 요긴한 일을 못하게 되는 쪽도 아이자신임을 주지시킨다. 오직 아이 자신이 스스로 시간 조절을 하면 더 좋은 일, 신나는 놀이를 찾을 수 있다는 것을 강조한다.

바) 너는 (　　)을 아주 재미있게 잘 하던 아이지. 이제 게임을 중단/감소 하고 대신에 재미있게 하던 (　　)을 신나게 하자. 이제 너는 잠도 잘 자게 되고 아침에도 거뜬히 일어날 것이며 시험 또한 차분히 잘 볼 거야.

사) 너는 꿈이 있어, 엄마 아빠도 너에 대한 꿈이 있어. 우리는 우리 아들 사랑해. 함께 너의 꿈을 이루어나가는 것이 정말 행복하단다.

〈〈그 다음은 상(reward)를 준비해주면 좋겠다. 아이들은 무엇인가 칭찬받고 보상받는 것에서 순진하게도 큰 만족감을 느낀다. 그 행복한 느낌이 아이를 긍정적으로 노력할 힘을 준다. 가지고 싶었던 물건을 사주거나 배우고 싶었던 것을 시작하도록 한다. 또 방의 위치나 장식을 바꾸어주어 색다른 변화를 배려해주면 효과를 더 할 것이다〉〉

7. 시험 공포증

모든 공포증이나 부정적인 견해는 지난 날 감정 연속이다. 가장 적절한 치료는 그 당시로 돌아가 그때의 상황이나 그 상황 속 감정을 바꾸어 주는 것이다. 전문 최면으로 치료를 할 수 있지만 가정에서 잘못 시도하다가 나쁜 결과를 가져올 우려가 있으므로 여기서는 엄마가 해줄 수 있는 간접 최면을 소개한다.

아이가 시험을 두려워하게 되면 공부와 시험에 집중하기가 어려워지고 지나치게 긴장 하게 된다. 시험 그 자체를 두려워하게 되면 시험 결과도 좋지 않아진다. 시험을 잘 봐야 한다고 생각하는 강박감을 갖는 데는 몇 가지 나름대로 이유가 있다. 시험 점수가 나와서 성적표를 가지고 집에 갔을 때 부모님 반응과 그 때 발생했던 일들을 기억하고 있을 것이다.

시험 점수가 나쁘게 나오면 본인이 가장 속상하고 창피하고 화가 나는데 많은 부모님들은 아이의 감정은 거의 무시한 채 "왜 시험을 잘못 보았느냐"에 초점이 맞춘다. 그리고 창피한 사람은 엄마요, 화가 나는 사람도 아빠라는 식으로 아이를 다그친다. 또는 99점 맞아온 아이를 100점 못 맞았다고 핀잔 주는 부모도 있다.

주기적으로 치르게 되는 시험으로 인해 아이는 상당한 스트레스와 부정적 두려움을 축적하며 살게 된다. 아이에게 시험은 일종의 학업 절차이며 집중하는 연습이고 발전하기 위한 중요한 경험이라고 긍정적으로 인식시켜주자.

시험 후에 아이가 상심하고 창피해 하고 화를 낼 때, 부모 감정을 덧붙이지 말자. 아이가 실패한 이유에 대해 공감해주자. 아이가 더 잘할 수 있다며 아이의 능력과 가능성을 인정해주자. 더 노력할 수 있는 기분을 살려주는 것이 중요하다.

내 아이들의 흉을 좀 보기로 한다.

큰 아들인 정훈이는 시험이라는 것 자체를 아주 즐겼다. 내심으로 긴장은 했겠지만 겉으로는 전혀 긴장도 두려움도 없는 것 같아 주변 사람들의 부러움을 샀다. 아이가 4학년 때였다. 공부를 썩 잘하던 아이인데 무슨 과목이었던가 어이 없는 점수를 들고 들어왔다. 나는 그 아이의 눈을 똑바로 바라보면서 물었다.

"너, 이 점수에 대해 만족하니?"

정훈이는 언성을 팍 높이며 곧 대답했다.

"물론 …아니에요!" 무척 화가 난 표정이 지금도 생생하다.

"그래? 그래 그럼….이제부터 열심히 해서 다음에 잘하면 되지, 그렇지?"

'엄마, 아무한테도 말하지 마세요….네?'

"왜?"

"저….창피해요…."

"뭐가….그럴 수도 있지….이것은 좋은 경험이야…너는 잘할 수 있는데…뭐…다음에 훨씬 잘하면 모두들 너를 더 칭찬하고 부러워할 텐데 뭐….."

"그럴까요?...그래도…말하지 말았으면…."

벌써 오래전의 일이다. 큰 아이는 시험 보는 일만큼은 자신이 있다고 했다. 시험에 떨어져서 낭패보는 일은 없었다. 그렇다고 수석을 해야 하거나 만점을 받아야 한다는 부담감은 아예 없는 것 같아서 큰 아들은 어떤 종류의 시험 앞에서도 즐겁게 산다.

둘째 아들 정우의 경우는 어렸을 때부터 성품이 착하여 속상한 일 없이 키워 왔다. 그런데 초등학교 때 성적표를 받아왔는데 거의 낙제 수준이었다. 나는 다른 아이와 성적표가 바뀌었거니 하고 다음 날 학교에 가보기로 했다. 정우 역시 별 걱정도 안 하고 잘 뛰어 놀았다.

다음 날 담임과의 상담에서 발견한 것은 시험 결과는 좋았어도 숙제를 안 해 가지고 간 일 때문에 평균 점수를 깎았다는 것이다. 물론 상식적으로 숙제를 안 해간 것에 대한 벌점을 할 수는 있으나 평균점수에서 무식하게 그렇게 깎아 내린 것은 도저히 용납할 수 없었기에 따져서 조정을 하고 돌아왔다. 숙제를 안 해간 아들도 참 우습고, 성적표 프린트하기 전에 생각 없이 평균 점수를 싹둑 잘라버린 담임도 참 어이없었다.

그런데 그 다음이 나를 두고두고 웃게 만드는 일이다. 왜 숙제를 그렇게 여러 번 안 해간 것이냐고 따져 묻자 이 아이 대답이다.

"숙제…..…재미없어요. 그리고 저도 숙제하려고 노력했고요"

"그렇지만 어떻게 계속 숙제를 안해? 이런 일을 만들어온 기분이 어때? 좋아? 숙제 안해가서 이 모양의 성적표를 들고 들어오니까 자랑스럽니? 엄마가 학교에 가서 선생님이랑 이런 이슈로 상담하니까 어때? 흥미있는 일이야? 어떠냐고…말 좀 해보시지 아들…"

멋적게 웃더니 대답인 즉,

"형아랑 숙제 끝내고 놀아야 하는데 형아는 늘 숙제를 빨리해요…… 그래서 형아랑 놀다가 와서…..나중에 마치려고 하다가….저녁먹고 TV보고 그러다가 그만 …그리고 숙제를 안 해가는 아이들도 많아요. 학교에 가서 막 빨리 베끼는 아이들도 있고요…그런데 저는 빨리 쓸 수가 없어요. 엄마…… 난 글씨 쓰기가 힘들어요……..그리고 선생님은 왜 항상 내 숙제부터 검사하기 시작하시는지 모르겠어요"

참 어이없이 이유도 많다. 아무튼 그 이후로는 숙제 마치는 일에 집중하였고 에피소드를 남기고 성장하여 이제 결혼 연령이 되었다.

그런데 2년 전에 새로 발견한 놀라운 사실은 내 아들 정우가 왼솝잡이로 태어났었다는 사실이다. 나는 정말 까맣게 몰랐다. 여러 번 왼손으로 젓가락을 사용하다가 아빠와 할머니로부터 꾸중을 듣고 오른 손으로 바꾸어 했던 기억이 있을 뿐이다.

그러나 그때로부터 20여년 지난 그 날 우연히 아들과 둘이서 식사를 하는데 아들이 왼손에 칼을 들고 스테이크를 자르기 시작했다.

"와우 … 정우야, 너는 왼손으로도 스테이크를 잘 자를 수 있니? 참 재주가 좋네…"

"엄마, 사실은 저요…왼손잡이였나 봐요. …제 글씨가 왜… 그렇게 고쳐지지 않았었는지… 아시겠어요?. … 아빠하고 할머니한테 혼나는 것이 무서워서 그냥 참고… 써보고…또 써보고…"

고개를 숙이는 아들…

"정우야, 왜 말안했어…엄마한테…엄마가 알았으면…왼손을 쓸 수 있게 노력했을 터인데…왜…왜…말안했어????……"

나는 콧등이 시큰했다. 입 천장까지 아픔이 느껴졌다. 이런, 이렇게 무심하고 바보같은 엄마가 여기 있다니… 나는 입을 떼지 못 하고… 내 가슴에 손을 얹어 진정하려고 애썼다.

왼손잡이였던 아들이 오른 손으로 글씨를 써야 했고 비뚤비뚤 거리며 오른 손을 주로 써야 하는 장애를 견뎌야 했던 것이다. 정우가 쓴 글씨는 누가 봐도 정상적인 글씨가 아닐 뿐 아니라 모두를 웃게 만들었었는데 우리는 정우를 놀리고 야단치고 지나쳐왔을 뿐인 것이다. 그림 같기도 하고 전율을 표시하는 선의 연속처럼 보였는데, 그럴 때마다 나는 내 아이가 글씨를 못쓰는거나 하고만 생각했지 더 이상 의문을 품지 않았던 것이다.

정우는 한 번도 그 불만을 나에게 표현하지 않았을 뿐만 아니라 가족 모두에게 친절했고 무엇이던지 양보했고 항상 편안하게 대했다. 그런 아들 정우에게 이런 숨겨진 고통이 있었는데 가장 가까이 있던 엄마가 그것을 모르고 키워왔다니 … 참 한심한 엄마다. 이렇게 아들이 장가갈 나이가 되도록 눈감은 장님처럼 옆에 있었다니 … 아들이 오랜 세월동안 겪었을 그 어려움이 눈 앞에 상상으로 떠올라서 엉엉 울고 싶었다.

참 오랫만에 수수께끼는 풀린 셈이다. 정우가 어찌 숙제를 그렇게 하기가 어려웠는지 글씨가 그렇게 삐뚤삐뚤…고쳐지지가 않았었는지 … 그러고보니 몇가지 미심쩍어 했던 일들의 이유를 이제야 알 것 같아졌다. 미안한 엄마다. 나는 부끄럽게도 미안한 엄마다. 정우야.

막내 효정이는 수학 과목을 무척 싫어했다. 다른 과목 점수가 높아서 다행이 우수반인 자기 학급을 그대로 유지 할 수 있긴 했지만 수학 점수가 낮아서 고생을 해 왔다. 학교 자체가 다른 일반 공립 학교와 달리 〈킨더가든〉 부터 고등학교까지 곧바로 진급을 하게 되는 특별 학교인데다가 한 학년 전체가 80-90 명정도 밖에 안되기 때문에 성적이나 개인 정보에 대해 여간 민감한 것이 아니었다.

성적표 받을 때마다 효정이는 짜증이 이만저만이 아니었고, 혼자 운 적도 여러 번이었다. 시험 보기 전날에는 온 집안 사람에게 신경질을 부리기도 했다. 마치 생리 전에 부리는 말도 안되는 PMS하고 비슷하게 말이다.

효정이가 수학 선생님이 문제에요 라고 했을 때 나는 흔히 아이들이 선생님 탓을 하려니 하고 넘겼다. 그러나 계속 성적이 떨어지고 아이의 짜증과 불평이 심각한 수준이 되어가자 나도 다른 각도의 생각을 해보게 되었다. 같은 반 효정이 친구의 엄마와 전화로 대화를 해보니 자기 딸도 그렇다는 것이다. 아이들이 거의 비슷한 점수에 비슷한 불평이라니……. 그러나 내가 자라온 동방 예의지국 예의로는 어디 학교 선생님을 탓하거나 불평하기가 쉬운가?

효정이가 수학 개인 수업 과외를 받겠다고 하기에 흔쾌히 보내고 집에서도 온 가족이 열심히 가르쳐 주어도 성적 변화가 없었다. 고민 끝에 수학 담당 교사를 찾아갔다.

"어린 꿈나무의 소중한 인생이 당신의 손에 달렸다." 라고 말을 꺼낸 나는 효정이 성적표를 보이면서 해명을 요구했다. 아이에게 능력과 취향의 차이는 당연히 있을 수 있겠지만 다른 과목에 비해서 어떻게 이렇게까지 차이가 날 수 있으며 3번을 계속해서 낮은 점수를 받았는데 교사로서 어떤 방법을 모색해보았는지 물었다. 내가 엄마로서 아이에게 방과후 수학 개인 수업을 보내고 있고, 집에서도 열심히 하도록 용기와 격려를 주고 있으니 선생님도 우리 아이가 수업 중에 열심히 집중할 수 있도록 호소하고는 돌아왔다.

효정이는 집에서 두 오빠들에게 놀림을 받았다. 제는 어디서 데려온 아이 아니냐고. 우리 가족이라면 어떻게 그렇게 형편없는 수학 점수를 받을 수 있겠느냐고…웃어대며 자주 놀려서 효정이를 기어코 울게 만들었다. 수학 시험만 끝나면 효정이가 울쌍이었던 옛 시절의 이야기다. 나의 딸이 이 사실을 선명하게 기억할 것인지 감사할 것인지 그것은 모르겠다. 하지만 난 늘 수학 시험 점수를 잘못 받아온 아이의 편이 되어주었고 이런저런 노력 끝에 수학 시험 공포를 극복해 원하는 점수를 받아 무사히 대학을 가게 되었다.

아이러니하게 딸은 수학과 과학이 주요 과목인 바이오 메디칼 엔지니어링(Biomedical engineering)을 전공하게 되었고 수없이 어려운 시험을 치러야 하게 되었다. 다행히 효정이는 시험에 대한 공포증이 사라졌고 시험 성적이 잘못 나왔을 때 대처하는 태도가 안정되어 침착하게 대학생활을 잘 해나갔다.

큰 아들이 SAT 시험 성적을 보여주었을 때도,

"아이고, 어느 대학에서 우리 정훈이를 부를까? 참 기대되네……엄마를 자랑스럽게 해 줄 우리 아들 … 이 점수 … 기분 어떠니…?!"

(내 친구들은 전화로 자기 아들들은 만점에 가까운 점수를 받았다고 내 아들은 몇 점 나왔냐고 묻길래 망설이지 않고 대답했었다. 내 아이들이 공부 벌레가 안된 것, 또는 더 출세할 수 있는 가능성을 엄마인 내가 극성을 안 부려서 인지도 모른다고 생각할 때도 있다)

자, 나의 아이들 흉을 실컷 보았으니 이제 독자들의 아이들로 돌아와 보자.

《시험은 일종의 학업 절차이며 집중하는 연습이고 발전하기 위한 경험이라고 인식시키자. 아이가 상심하고 창피해하고 화를 낼 때에 부모는 아이에게 실패한 이유에 대해서 동감해주고 더 잘할 수 있는 아이의 능력을 지적해주며 더 노력할 수 있는 분위기를 만들어주는 것이 중요하다》

시험 공포 최면

전문 클리닉에 가서 최면 치료를 받는 것이 아니므로 아이와 자연스럽게 마주 앉아서 해도 좋고 옆에 나란히 앉아서 하는 것도 효과가 좋다. 대화로 이끌어 가야 하는 구조이므로 목소리와 제스처로 공감과 신뢰감을 형성해야 한다. 평소에 숙제를 할 때나 시험 공부를 할 때 감정이 자연스럽게 안정되도록 차분한 분위기를 잘 조성해준다. 그리고 시험 전에 아이와 간접 최면을 시도하기 바란다.

가) 민아야 시험은 좋은 거야. 왜냐하면 민아는 시험을 통해서 민아가 이해하고 있는 것을 확인할 수 있거든. 시험은 민아가 마음을 안정하고 집중하기만 하면 민아의 지능을 충분히 활용하게 하지.

나) 시험을 보면서 담력, 용기, 상황 대응 능력을 기르지.

다) 시험은 민아가 지식과 정보에 집중하도록 하지. 미래에 민아가 그 지식과 정보가 필요할 때에 쉽게 쓸 수 있게 해주고, 또 민아가 다른 사람을 도와주는데 꼭 필요한 연습이거든.

라) 민아가 시험 공부할 때 공부 내용을 머리와 마음속에 잘 저장해두어. 언제라도 쉽게 쓸 수 있도록 말이야. 나중에 민아가 중요한 시험볼 때 단어 하나하나, 중요한 의미 하나하나를 빨리 찾을 수 있지.

마) 민아가 상상해보아. 공부할 때 너의 마음에 비디오를 찍어두는 것을. 그 비디오는 너의 모든 것을 녹음해두지. 민아가 본 것, 듣는 것, 느낀 것 모두가 녹음되지. 이것은 모두 빠짐없이 너의 뇌 속에 저장되어 있다가 민아가 필요할 때 꺼내 쓰면 돼.

민아가 원할 때 즉시 비디오의 장면으로 떠올려라.

바) 시험 보기 전에 민아가 시험공부 한 것을 복습해가면서 비디오 장면에

떠올린 내용에 익숙해지도록 여러 번 읽어.

사) 민아는 시험 볼 때, 편안하게 공부했던 내용을 즉시 꺼내서 쓰면 돼.

아) 민아는 시험 보기 전에 세 번의 심호흡을 하고 시험을 시작해. 깊이 숨을 들이쉬고……숨을 내쉴 때에는 민아에게 남아있는 긴장된 요소, 감정을 모두 내몰아 쉰다. 하나 … 들이쉬고……내…쉬고 … 두울 … 들이 … 쉬고 … 내…쉬고 … 세엣 … 들이 쉬고 … 내 … 쉬고 … 이제 민아는 아주 편안하여 시험에 자신이 있지.

자) 민아는 아주 침착하게 문장을 읽어간다. 천천히 한 문제 한 문제씩 순조롭게 풀어나가. 조금 어려운 문제가 있을 때는 일단 남겨두고 쉬운 문제부터 풀어나가. 끝까지 문제를 푼 다음 남겨 두었던 문제로 돌아가 집중하여 문제를 천천히 읽어. 민아는 처음 때보다 쉽게 문제를 풀어가. 시험 문제 전체를 빠짐없이 재 점검하고 난 민아는 어느 때보다 자신의 실력을 향상시킬 능력과 의욕을 느낀다. 자신감도 느끼지.

차) 자, 시험은 자신의 실력을 알아보기 위한 연습이고 경험이지? 민아가 어느 부분을 잘하는지 또 어떤 것을 좀더 공부해야 할 것인지를 알아내기 위한 좋은 방법이란다. 민아는 민아의 능력껏 최선을 다했어. 시험 때는 잘할 터이니 이제 편하게 쉬자. 민아야. 시험…흥미 있는 것이야. 민아 자신의 실력을 재어보고 더 잘할 수 있는 목표를 설정하게 되지. 재미있어. 시험은 보람있는 것이야.

8. 생리통으로 고통 받는 딸

예쁘게 자란 딸이 매달 생리통을 호소할 때 안타깝다. 생리통 원인은 신체적

병이나 결함도 있지만 정신적 문제에서 비롯된 경우가 많다. 어린 나이에 자궁이나 난소에 종양이 발견되기도 하나 통증과 기분 변화는 대부분 심리 치료로 일단락 되곤 한다. 여러가지 의료 검사 끝에 의사가 진통제와 항우울제를 처방할 수 있는데 그 때 환자나 부모 양쪽이 모두 기이하다는 표정을 짓는 것을 종종 보았다. 내가 전문의가 아니니 병에 대한 의학적 설명은 피하기로 하고 생리통 감소에 좋은 최면법을 소개한다.

정식 최면 과정과 현격하게 다른 진행이지만 근본적으로 환자의 의식, 잠재의식, 무의식의 〈트랜스〉(trance)를 통해 근육 이완과 진통 해소를 해나가는 것은 동일하다. 가족에게 직접 시료하는 것은 피해야 하는 것이 최면과 심리치료의 원칙이긴 하지만 다행히 여기 소개하고 있는 간접 최면 유도를 이용하면 이완과 진통해소에 도움이 될 것이다. 최면에 들어가서 이완과 진통 해소를 한 후에 즉시 깨어나게 하지 않고 편안한 수면과 휴식을 하도록 하면 더 효과적이다.

가) 아이의 신체적 고통을 〈생생하게〉 느낀다는 것을 말해준다. 공감하는 마음을 전함으로써 딸은 몸과 마음이 이완되기 시작할 것이다.

나) 소량의 진통제를 주거나 따뜻한 우유 또는 좋아하는 드링크를 마시게 하고 편히 있게 한다.

다) 도란도란 부담 없는 이야기를 나누는 동안 몸의 근육이 이완되는 것이 느껴진다면 눕도록 하라. 가능하다면 아랫배 부분을 따뜻하게 heating Pad를 대어주면 더욱 효과적이겠다.

라) 늘 음악을 듣는 가족이라면 아주 조용하고 부드러운 음악을 흐르게 하면 더욱 좋겠다.

마) 간단한 몇 마디 … 엄마인 나도 언제였던가 이렇게 아팠었다 … 너를 낳을 때에 정말 아팠었지 … 그러나 생리통은 자연스럽게 잘 지나가곤 하

지. … 엄마 딸이 이렇게 아프면 엄마 마음이 얼마나 아픈지 … 등의 이야기로 잠깐 화제와 주제를 딸 본인에게서 떼어온다.

바) 편히 누운 딸 아이의 옆에 앉아서 일정한 리듬이 느껴지도록 다독여 준다.

사) 자, 아가. 너의 눈을 감아봐. 그리고 숨을 말이야 깊…이 쉬어…기 … 잎 … 이 … 그리고 … 천 … 천…히 … 숨을 쉴 때 아랫배의 아픈 부위에 집중해도 좋아. 들이쉴 때 깊히 들이쉬고, 내어 쉴 때에 너의 아픔을 뿜어내듯이 …그렇게 …해보자. 자, 숨을 … 천…천…히…들이쉬고 … 깊이… 깊이 … 내어쉬고….

아) 엄마가 하는 말소리에 집중해서 들어. 너의 몸 전체를 편히 하고 우선 너의 머리 윗부분에 있는 긴장감을 풀어라. 너의 앞이마 … 뒷머리….자, 점점 내려오면서 긴장한 근육을 풀어라. 이제 너의 뺨, 눈…코…입술…턱…편하게 아주 가벼워지도록 근육을 풀어…힘을 다 풀어 버려. 자, 이제 더 내려간다. 목 … 둘레… 양어깨 … 오른 팔 … 오른 손 바닥…손가락 …다섯개…마다 마다…느낌을 주어라……자 … 이제 … 왼팔…왼 손바닥……왼 손가락 … 네 이쁜 손가락 하나 하나에 느낌을 주어 … 그리고 이제…가슴으로 … 앞 가슴…뒷 가슴 … 배로 내려가서 … 허리 … 배꼽… 등 뼈 … 풀어, 풀어라…아주 …아주 편하게…따뜻한 느낌으로 풀어…아랫배…너의 통증이 있는 곳…아주 따뜻한 손으로 비벼주듯이 힘을 풀어 … 근육이 뭉쳐있는 것을 아주 부드럽게 풀어 주어라. 아이스크림이 녹는 것처럼 스르르 녹아버리지.

자, 이제 엉덩이 … 양쪽 엉덩이 포인트……양옆….허벅지……사타구니 … 허벅지 안쪽 … 아주 긴장되어 있는 것을 느끼지? 자아 … 풀어내….힘을 놓아버려 … 이제 오른 쪽, 왼쪽 무릎 … 정강이 … 발목 … 발바닥…발가락..발가락 다섯 개 살짝 움직여 주면서 힘을 빼어라… 발가락을 꼬무락 꼬무락 해봐. 마치 바닷속 해초들이 움직이듯이 … 어때 간질간질 … 바닷물이 발가락 사이사이를 지나가는 것 … 느껴? … 자, 이제 너의 몸이 편안하지?

자) 이제 엄마가 1-10까지 숫자를 세어 나갈 터인데 숫자를 세어서 번호가 올라갈수록 너의 몸은 더 이완되고 마음이 편안해진다. 많이 편안해지지….네가 놀랄만큼 편안해져. 네가 엄마의 목소리에 귀를 귀울이면 어떤 것들도 너를 방해 하지 않을 거야. 너는 아주 편안한 경험을 하고 있단다. 아주 조용하고 아주 편안하고 아주 자연스럽고 아주 행복한 이 상태가 더해지지.

차) 하..나……편안하지? …두…울 … 편안해……세엣……아주 조용하다……네엣 … 몸이 아주 이완되었어….다…섯 … 여 … 섯 … 일…곱 … 여 … 덟 … 아…홉 … 열 …

카) 어때 아주 좋지? 이제 눈을 감은 채로 네가 기억하고 있는 장소 중에서 가장 아름다운 곳을 떠올려보아. 호수도 좋고 바다도 좋고 어느 산이나 공원도 좋아. 네게 기억되어 있는 어느 장소도 좋고, 영화나 여행 에서 감동적으로 보았던 곳도 좋아

타) 네가 지금 그곳에 가 있다고 상상을 해봐 얼마나 멋지고 편안하고 행복할까. 그 곳에 도착하면 너는 더 편안해지지 … 몸이 더 이완되고 … 마음이 더 편안해지지

하) 아주 화창하고 따뜻한 날 … 이야 … 여기는 너의 세상이다 가장 좋아하는 장소니까 … 너는 언제라도 이 장소를 찾을 수 있어. 이곳은 네가 가장 좋아하는 편안한 곳이지. 네가 잠깐의 시간만 낸다면 언제라도 너는 이 명상 통해 이 곳을 찾아 쉴 수 있어.

ㄱ) 긴장이 풀어지고 매우 편안하고 따뜻한 느낌이 너의 몸과 마음을 감싸는 이곳, 앞으로 네가 원하기만 하면 너는 이 장소로 들어올 수 있어. 너의 몸은 편안하고 마음은 조용하고 행복한 분위기인 이곳에 따뜻하게 쉴 수가 있어.

ㄴ) 엄마가 함께 하지 않을 때에도 너는 이 장소에 언제라도 와서 쉴 수가 있어. 그때마다 너의 몸은 이완되고 마음은 편안해져. 그리고 깊은 휴식을 취한 후 깨어나게 되지. 네가 깨어나 일어날 때에는 아주 신선한 바람을 맞아 상쾌한 기분이 될 거야. 아주 명쾌한 기분으로 일어난다.

《아이가 잠이 들면 잠시 쉬도록 두고, 스스로 깨어날 때까지 기다리거나 너무 오래 라고 생각되면 깨울 수 있다. 그러나 깨울 때에도 중요한 최면의 원리가 있다. 그것은 반드시 긍정적인 어휘와 태도를 활용하여야 함을 명심하자.

ㄷ) "아주 새로워진 컨디션으로. 아주 편안하고 신선한 상태, 새 에너지가 솟는다."를 상기시켜 줘야 한다.

" 아우 …기분 좋지…와우…편안하다…그렇지? 이제 일어나 신나게 움직여볼까?" 이런 방향이면 좋겠다.》

*생리통이 단순한 신체적인 진통만이 아닌 경우가 많다. 부정적 생각과 분노와 숨은 상처의 상징적인 투사가 동반되어 고통을 받아들이는 것도 배제할 수 없다. 7-8번 중에 〈네가 느끼는 감정 중에 너를 힘들게 하는 것이 있다면, 지금 아픈 통증이 느껴지는 그 부분으로 함께 집중하여라. 그리고 숨을 쉴 때마다 숨을 내 뿜을 때마다 그 배의 통증과 그 감정이 함께 배출된다〉.

이에 적합한 최면은 소개되어 있는 몇 가지를 합하여 응용하도록 한다.

9. 꿈을 펼치기 위한 최면

《지금 너의 꿈이 평생을 창조한다》

몸집은 부모보다 훨씬 크게 자란 아이들이 부모 도움 없이 활동할 수 있는 나이에도 다른 단계의 경험이 기다리고 있고 다른 방향의 성장을 계속한다. 자신의 정체성이나 개성의 정립, 인생의 가치 성찰, 미래에 대한 희망 모색, 직장을 위한 시험 준비와 취업, 이성 교제, 결혼 등의 주제에 대해 민감해진다. 자라서 대통령이 되겠다고 하던 아이도, 경찰관이 되겠다던 아이도, 영화배우 꿈을 꾸던 아이도 점점 현실에 직면하며 현실적 감각을 갖추면서 실질적 사고와 계획을 시작한다.

과연 나는 누구인가, 나는 무엇을 원하는가? 나의 목표는 무엇인가? 내가 어떤 여정을 선택할 것인가? 나와 부모, 사회와 나, 우주와 나, 〈나〉를 중심으로 모든 것에 대한 폭넓고 객관적인 사고가 요구되는 때이기도 하다. 사춘기의 Monster (괴물)시기에서 Mister(신사) 로 돌아오는 때가 아니냐고 어른들이 농담을 하기도 한다.

내놓고 아이의 생각과 결정에 참견할 수 있는 시기가 아니니 이끌어 주는 정도로 참여하게 되지만 소중한 기회이니만큼 강력한 힘을 실어주자.

아이에게 자신의 자신다운 모습을 긍정적으로 인정하고 실질적인 기획과 성실한 노력을 할 수 있게끔 신호를 보내는 것이다. 다시 강조하지만 아래의 예문은 전문가 최면 치료 기법이 아니고 엄마가 평상시 대화요법으로 할 수 있는 엄마 최면이다.

《 전문 최면 치료자가 최면을 유도하는 과정 대신, 엄마는 아이에게 아이가 좋아하는 환경을 만든다. 적당한 온도를 유지하고 전화벨이 울리지 않도록 한다. 다른 사람들도 방해가 되지 않도록 해달라고 협조를 요청해둔다. 좋은 추억이나 근래의 이야기를 부드러운 목소리로 나누며 엄마와 아이 사이가 두터워지는 분위기를 만든다.

아이에게 심호흡이나 단전호흡을 요구하면 이 나이의 아이들이란 화들짝 뒤로 물러설 가능성도 있다. 엄마가 의식적으로 깊게 들이 마시고 천천히 내어 쉬는 호흡을 5-10번 정도 하는 것으로 유도할 수 있다. 조금 힌트를 덧붙이자면 모든 최면 지시는 직접, 간접, 시각, 청각, 신체 감각, 후각, 촉각, 미각, 비유(메타포)나 이야기 등을 종합하여 사용하면 좋다. 필자는 모든 요소를 종합하여 사용하려고 노력한다. 이 저서의 예문들을 자세히 들여다 보면 어휘와 표현과 자료들이 다 모든 감각들을 종합적으로 활용한다는 것을 알 수 있을 것이다.〉〉

가) 얘, 몸을 그렇게 긴장하고 앉는 것보다 몸을 좀 풀어줘라. 머리부터 저… 아래 발까지 … 천천히 좀 느슨하게 부드럽게…풀어줘 … 천 … 천…히…숨도 쉬고….

나) 이거 봐라..그렇게 하니까 너의 얼굴 전체 근육이 이완된다....이제 좀 부드럽지? 편안하지? 이마도 … 눈도 … 코도…그렇지?

다) 네가 너의 마음의 긴장을 풀고 부드럽게 하면 너의 몸까지 풀린다. 몸으로 느껴봐. 완전히 이완시켜 … 스트레스는 아예 없어….

라) 몸에 긴장감이 없을 때, 네 자신이 크게 느껴지지, 그렇지? 그때 너의 전체를 가진 거야

마) 엄마가 네 나이때 꿈꾸었던 미래를 요즘 생각해본다. 너는 어떠니…

바) 이제까지 참 잘해왔다. 많이 노력하고 … 노력했어….너의 그 과정을 생각해보자. 잘 생각나지? 생생하게 그려보면 참 행복해. 잘해나왔어 … 그렇지?

사) 너 ( )살 때, 너는 성공적으로 좋은 점수를 따서 상까지 받을 때, 와…그

박수 소리….정말……지금도 그대로 들리는 것 같아…아빠가 네 이름을 어찌나 크게 부르던지……놀라기 까지 하였지 … (청각)

아) 네 친구가 사가지고 온 꽃다발 향기는 또 어떻고 … 사람들이 너를 부러운 눈으로 얼굴이 상기되기까지 해서 바라보더라. 우리 가족들 얼굴은 후끈후끈 했지 … (후각, 시각,신체 감각)

자) 그 때를 생각하면, 엄마는 무슨 일을 할 때에도 신이 나고 용기가 나. 어떤 어려움도 장애가 되는 일도 그 때를 생각하면 술술 풀어가거든.

차) 그 ( ) 영화에서 주인공 ( )가 끝나는 장면에서 보여준 그 열광적인 해피 엔딩 … 와우 … 바로 그거야, 아들아….

카) 너는 참 영리하고 지혜로워. 항상 최선을 다해 노력하지. 아들을 믿는다

타) 너는 잘 할 수 있어. 잘하고 있어.

파) 지금 네가 하려고 하는 일은 쉬워. 너는 자신있고 강하니까. 너에게는 쉬운 일이지.

하) 생각해봐, 이 일을 하면 너는 잘 끝마쳐서 신나게 축하를 받게 될 걸. 너는 아주 유연하게 완성할 거야. 너의 에너지와 지혜로.

ㄱ) 너는 구체적으로 계획을 세우지. 그리고 성실하게 실행을 하고 …

ㄴ) 일을 할 때 신시하고 쉴 때는 아주 편안하게 쉬지. 그래서 너는 너의 에너지를 즐기면서 쓰고 스트레스를 풀어.

ㄷ) 그 때 ( )를 상상하면서 너의 꿈과 힘을 생생하게 느껴라.

ㄹ) 너는 꼭 해낼거야 기분 좋지? 아주 자연스럽고 편안하게 해 나가.

ㅁ) 와우 … 너는 능력있는 멋쟁이야. 네가 이렇게 잘해나간 것을 경험으로 해서 너는 나중에 네가 도와주고 싶은 사람도 잘 도와 줄 수 있는 훌륭한 사람이다.

10. 편지 최면

문제를 가진 상대나 유감이 있는 대상에게 전화나 미팅을 하기 전에 편지를 써 보면 아주 좋은 효과를 가질 것이다. 가끔은 자신에게 편지를 써도 좋다.

가) 백지 한장을 꺼내어 앞에 두고 바른자세로 앉는다.

나) 편안하게 3-5번 호흡하는 동안 자신의 심신을 이완시킨다.

다) 편지를 쓰고자 하는 안건과 대상에 대해 거르지 않고 그대로 느껴준다.

라) 백지의 한쪽 면에 나의 부정적 의견과 불평과 요구를 솔직하게 쓰는 〈불평 편지〉를 만든다. 나 자신의 혼자말을 하는 것이니 스스럼 없이 마음껏 쓰도록 한다. 편지를 다 쓴 뒤 자리에서 일어나서 실내든지 실외든지 가까운 공간을 걸어서 돌아다닌다. 자신의 시선과 마음이 만나지도록 사물마다 잠깐씩 머물러 느껴주고 대상과 대화 나누는 것을 즐겨라.

예를 들어 자리에서 일어나자 마자 창문을 대하게 되면 아, 창문 … 바깥이 보인다 … 아, 너가 있어서 늘 밝게 지낼 수 있었네 … 창문의 하얀 창틀 … 아, 네가 있으니까 유리창 안의 풍경이 한 폭의 그림 … 그래 맞아 … 그 그림같아 … 늘 바뀌는 그림 … 말야 … 아, 시원한 바람은 어떻고 … 집안이 어지러울 때 문을 활짝 열고 청소 한바탕 하면 … 아 … 그 기분 … 창문 가까운 벽에 걸린 가족 사진 … 저 사진을 찍을 때가 … 어언 4-5년은 훨씬 지났네 … 아이고 세월 참 빠르네 … 가족들 얼굴을 한 사람 들여다 보고 정감을 나눈다 … 이런 방법으로 한참을 자신과 시간을 지내면서 마음이 편안해지면 다음으로 넘어간다.

마) 백지의 다른 한면에는 내가 희망하고 있는 긍정적인 해결점과 성취 상태를 염두에 두고 나의 생각과 제안과 요청을 쓴다. 〈화평 편지〉에는 지금 앞으로 1개월, 6개월, 1년 후를 상상해보고 자신과 문제가 있는 사람을

한 그림 속에 넣어두고 생각하고 느껴본다. 내가 진정으로 그릴 긍정적인 희망을 화평 편지 속에 쓴다. 표현할 때와 자신이 느낄 시각, 청각, 감정을 골고루 포함할 것을 권유한다.

(1) 내가 원하는 최종 목표는 무엇인가

(2) 나는 진정으로 무엇을 원하는가

(3) 무엇을 조정 개선해야할 것인가

(4) 누가 가장 도움을 줄 수 있을까

(5) 이 일로 누가 가장 기쁠까

(6) 누구를 위하여 나는 이 생각과 행동을 하려고 하는가

바) 불평 편지와 화평 편지를 종이 한 장의 양면에 작성하거나 두 장의 종이에 따로 작성한 후 불평 편지와 화평 편지를 각각 반복하여 읽는다. 2-3번 반복하여 읽은 후 불평편지는 뒤에 엎어두고 화평 편지를 테이블 앞에 놓고 앉는다.

사) 내용을 차근 차근 읽어 내려가면서 비디오를 찍듯이 뇌리와 마음에 담고 난 후에 불평 편지가 뒷면이 되게 하거나 엎어두고 화평 편지의 정면이 보이도록 벽이나 책상에 스카치 테이프로 붙인다.

아) 자신이 해결하고자 하던 일이나 유감을 가졌던 상대와의 일이 진행되어 갈 때, 가끔 이 화평 편지를 읽도록 한다.

자) 불평 편지의 내용은 어둠침침한 회색 빛으로 흐려지도록 상상하고, 화평 편지를 읽을 때는 총천연색의 그림으로 격조 있는 이미지가 되도록 하는 등 감정과 확신을 생생하게 느끼도록 한다.

차) 편지를 다른 대상에게 썼을 경우, 아주 좋은 자리를 만들어 대화로 그 편지 내용을 나누면 좋겠고, 만나기가 힘든 경우에는 화평 편지만을 복사하여 보내면 좋겠다.

(따로 두 장의 백지를 이용하는 사람도 있었지만 필자는 우리 마음 하나에 행과 불행, 선과 악, 가능성과 불가능성, 이해와 다툼, 희망과 절망이 함께 연관되어 있고 자신의 선택에 따라 어둠을 딛고 빛으로 변화 개선되는 것을 상징한다는 의미에서 한 장의 종이의 양면을 이용하였다.)

편지의 예

예 A) 이웃과 불화로 괴로워하던 내담자의 예

불평 편지

ㅇㅇ씨,

우리가 이웃으로 산지도 벌써 10여 년이 넘었죠? 요즘 같으면 전 정말 ㅇㅇ씨네 가족들과 얼굴을 대하고 싶지 않아요. 참는 것도 한계가 있지요. 어제 그렇게 소리를 질렀지만 불쾌한 기분은 아직 그대로 입니다. 도대체 ㅇㅇ씨는 어떻게 무례한 행동을 똑같이 계속할 수 가 있는지 이해가 안 갑니다. 저의 시어머님께 얼마나 당황했는지 알기나 하세요? 저보다 나이도 두 살이나 더 먹은 사람이 뭐 그 모양인지 한심합니다. ㅇㅇ씨가 급할 때 ㅇㅇ씨 가족들을 보살펴야 하는 의무가 제게 있나요? 번번히 아이들을 맡기고 어제는 ㅇㅇ씨의 남편까지....우리집 응접실을 차지하고 앉아서 … 생각이 있는 사람입니까? … 보통 때도 아니고 시어른이 방문 중인데 우리 집에서 식사까지 하게 하고, 저녁 내내 아이들과 TV를 보고 …, 우리 시어머니가 피곤하셔서 힘들어하시는데도 계속 저녁시간을 지내시면 … 오랜만에 오신 저의 시어머니가 얼마나 불편해 했는지 아세요? … 쓰레기를 제대로 청소하지도 않고 눈도 제 때에 안치워서 곤란을 겪게 하고 우편물을 대신 받아두어 달라 … 등등 … 정말이지 … 신경 쓰게 하는 일이 … 지나칩니다.

ㅇㅇ씨는 제가 무례하고 기분나쁘게 문을 닫았다는 것에서 부터 시비를 걸었지만 … 어제 저녁 내내 내가 받은 스트레스에 비하면 별 것이 아니라는 것을 좀 알아야 해요! … 이제 정말 지긋지긋하니 얼굴 좀 보지 맙시다.

화평 편지

(이해를 쉽게하기 위해서 내용 중에서 (1)-(6)에 맞는 골자만 뽑아 보았다)

ㅇㅇ씨,

① 내가 원하는 최종 목표는 무엇인가

이웃끼리 사이좋게 도우면서 행복하게 살아야지요.

② 나는 진정으로 무엇을 원하는가

다정한 이웃이 되어야지 않겠어요? 서로 무리하지 않는 요구와 부담되지 친절을 나누어가기로 해요.

③ 무엇을 조정 개선해야 할 것인가

서로 개인의 상황, 형편을 살펴서 존중하며 살아야겠어요. 어떤 도움이 필요하여 부탁을 할 때 상대의 사정이 어떤지 먼저 물어서 고려하고, 미리 충분한 시간을 배려하여 도움을 요청할 때 도움을 줄 상대에게 무리가 없도록 할 수 있지요.

길 청소, 쓰레기 버리는 것, 눈 치우는 것, 이 여러 가지 일이 나 자신과 연결되어 있는 일이니까 (남의 일이지만 나의 일이 되는 경우가 많음) 솔선하여 처리해 나가기로 하죠.

옆 집에서 날아들어오는 쓰레기는 결국 내 정원을 더럽히고 눈이 얼어붙어서 얼음 될 때 밖에 나갈 때마다 우리 아이들이 다칠까 염려가 되고 … 그렇잖아요.

④ 이에 누가 가장 도움을 줄 수 있을까

밖에 나가 일하는 사람들이 모여 살다 보니 바쁘고 귀찮아져서 이런 일들이 반복되는데 우리 서로가 조금씩 시간과 마음을 더 할애하면 어떨까요? 주말에 부부들이 함께 나와 10-15분만 청소하면 좋을 것 같아요

⑤ 이 일로 누가 가장 기쁠까

우리가 오랜 이웃으로서 좋았던 관계를 다시 개선할 수 있으면 아이들이 예전처럼 잘 지내고 어른들도 서로에게 의지처가 되겠지요. 두 가정이 화기애애하게 지내는 것 참 복이라고 생각해요

⑥ 누구를 위하여 나는 이 생각과 행동을 하려고 하는가

마음 편하게 살아가는 것이 무엇보다 소중한 것인데 이제 우리들이 편안하게 함께 잘 지낼 수 있을 것 같아요. 그러니 우리 더 노력해봅시다.

예 B) 이혼에 대하여

필자가 가장 인상적으로 기억하고 있는 이 실례는 심각하게 이혼을 해야겠다고 흥분하던 내담자의 성공 케이스이다. 이 경우에는 편지를 쓰기 전에 이혼을 하려고 하는 이유와 감정을 잠깐 멈추고 자신이 생각하는 〈이혼 손익계산서(?)〉를 써보도록 했다. 이혼을 해야겠다고 펄펄 뛰는 사람은 진지하게 자신의 향방을 숙고하지 못한다. 대부분의 사람들은 극한 감정에 휘둘리고 이기적 입장을 고수하기 위해 이혼이라는 극단을 선택한다. 극소수만이 정신질환이나 배우자 학대 등 치명적인 원인으로 이혼한다.

이혼을 했을 때와 안 했을 때의 손익 계산서의 내용은 아래와 같았다.

이혼 했을 때 … 1) 정신적 상처

2) 가족들의 충격

3) 아이들의 고통

4) 재산의 분배

5)사회적 편견 / 이혼의 부정적 인식
6) 일상의 변화
7) 실패감
8) 주변 사람들과 관계 단절
9))) 상대로부터 받는 스트레스를 멀리함
10) 자유롭게 자신의 의지대로 살아볼 계획이 가능
11) 취미 활동의 자유
12) 지난 날에 대한 회상, 추억으로 고통
13) 경제적 걱정

이혼 안했을 때 … 가) 스트레스
나) 분노 실망
다) 불신
라) 개인 취미 활동의 제약
마) 부모 부양에 대한 책임감
바) 잦은 싸움으로 불안 공포
사) 의욕 상실

이혼은 개인에게 정신적 감정적 고통을 주는 문제일 뿐만 아니라 주변 가족들과 사회에도 심각한 혼란을 주는 문제이다. 이혼이 간단한 이슈가 아닌 만큼 전문가나 중재자의 도움이 필요하겠지만 여기서는 이혼 여부의 자가 진단 방법 정도를 생각해볼까 한다.

내담자는 이제 50을 넘었고 가끔 그 때 썼던 편지를 읽어보게 된다고 한다. 그 편지로 화해가 가능했던 이들 부부는 이후에도 가끔 서로 편지 교환을 하며 관계 개선을 하며 살아왔노라 하였다. 아주 우수한 내담자이고 나에겐 소중한 상담 사례로 기억된다.

내담자는 아래의 불평 편지를 쓴 후에 2주 정도나 나타나지 않았었는데 그때 조금 걱정이 되기는 하였다. 혹시 불평 편지를 건네 버린 것이 아닐까 하고 … 다행히 화평 편지까지 마치게 되었고 그로부터 1년 뒤 그녀로부터 새집으로 이사를 간다는 좋은 소식을 받았다.

그녀의 불평 편지에는 사소하지만 중요한 포인트가 있고, 독자들을 웃게 해줄 내용이 있어 소개한다.

불평 편지

… … … 생략 … … … …

내가 다른 방을 쓰기 시작한 이유는 당신이 술 마시고 늦게 들어오는 날이 많아서잖아. 한 번, 두 번도 아니고 그럴 때마다 뒷치닥거리를 하느라고 나까지 잠을 설쳐 다음 날 직장일이 어려웠어요. 술 냄새 풍기면서 나한테 달려드는 걸 보면 꼭 짐승 같아요. 그러니 당신이 늦게 들어올 기미가 보이는 날은 아예 잠옷을 안 입고 입던 옷 그대로 입고 작은 방에서 잠을 자죠. 왜 그걸 가지고 비난합니까? 참 기막혀 … 여자들 립스틱 묻혀온 것이 어디 한 두번이에요? 내가 뭐 의부증 환자도 아닌데 그런 것을 계속 따져 묻는 것도 자존심 상해요. 핸드폰 고리를 선물한 그 여자 문제도 그래요. 어디 거래처 여자가 선물 준다고 그리 애지중지 걸고 다녀요? 지난번 우리의 문제가 〈밤일〉이라고요? 천만에 .. 당신이 잠자리에 들기 전의 행실 때문에 내가 당신과 잠자리를 피하는 거란 말이에요!

…………중략…………

누구는 소리 못 질러서 조용히 이야기 하는 줄 아나요? 나도 집어 던지고 부셔볼까요? 나도 미친 척 때려볼까요? 당신 어머니한테 배운 버릇을 나한테 해요? 내가 경찰을 안 부른 것은 아이들 때문이에요. 정말 이렇게 자꾸 실망하게 되고 분노만 쌓이는데 어떻게 함께 살아요?

…………생략……………

내가 하고 싶은 것 하나 내 맘대로 못하게 하면서 자기 하고 싶은 것은 잘도 하더라고요. 얌체지 뭐예요. 내가 스포츠 댄스 하러 몇 번 간 것이 무슨 중죄라고 그렇게 화를 내요? 함께 스포츠댄스 학원에 다니던지 아니면 그 입 좀 닫을 수 없어요? 그걸 자기 어머니와 여동생한테까지 일러 바쳐요? 아가씨도 그렇지 자기 오빠를 알면 나를 이해하고 내 편을 들어야지 말이예요. 고생해서 학비 대줘 대학 마치고 직장 생활하면서 제대로 인사도 안 챙기면서 오빠 부부 문제 생기는 데 왜 껴요 끼기를...

…………생략…………

화평 편지

(1) 내가 원하는 최종 목표는 무엇인가

(2) 나는 진정으로 무엇을 원하는가

(3) 무엇을 조정 개선해야 할 것인가

(4) 이에 누가 가장 도움을 줄 수 있을까
(5) 이 일로 누가 가장 기쁠까
(6) 누구를 위하여 나는 이 생각과 행동을 하려고 하는가
(1) 내가 원하는 최종 목표는 무엇인가

이제 아이들 크는 것 잘 지켜주면서 사이좋게 행복하게 살고 싶습니다.

(2) 나는 진정으로 무엇을 원하는가

다들 말하듯이 우리가 잉꼬 부부였다고 하잖아요. 연애시절만큼은 아니더라도 외식도 하고 가까운 데 바람도 좀 함께 쐬러 가고 하다못해 집에서라도 함께 식사하며 대화하게 되어야지 않겠어요? 제가 엉뚱한 부탁하는 것 아니죠?

(3) 무엇을 조정 개선해야 할 것인가,

자기 하는 일만 중요하고 밤늦게 들어오는 일을 합리화하는 일 이제 그만 하세요. 저도 제 직장 일이 있고 체력과 감정이 한계를 느끼니까요. 당신도 나의 상태를 좀 살펴주세요, 그럼 저도 당신을 좀더 존중하며 살도록 노력하겠어요. 밤늦게 귀가해야 할 때는 가족들의 일이 어떤지 알아보고 저에 대해서도 배려해주세요. 하숙집처럼 그렇게 행동하시지 말고요. 크레딧 카드로 지출되는 접대비나 소비를 줄이지 않으면 또 집을 담보로 융자를 하게 되지 않겠어요?

아이들에게도 저녁시간을 아빠와 함께 지내는 추억을 좀 만들어줍시다. 제발 … 그리고 밤늦게 들어오는 날은 잠이 든 가족들이 깨지 않도록 조용히 해주시고 아침에 정시에 일어나서 출근하도록 해주세요. 아이들과 저에게까지 당황스러운 일이 벌어지지 않도록 말입니다.

(4) 이에 누가 가장 도움을 줄 수 있을까

부부의 문제는 둘이서 해결하는 것이 가장 바람직하다고 하는데 이미

당신은 어머니와 아가씨에게 나의 불평을 일방적으로 해 나왔어요. 물론 어머니는 당신에게 훈계를 해주셨지만 실질적으로는 우리 두 사람의 마음에 이해와 용납이 문제인 것 아니겠어요?

그러나 앞으로 우리의 문제는 가족들과 함께 터놓고 이야기 하고 조언도 받아들여서 도움을 받는 것도 좋을 것 같아요.

(5) 이 일로 누가 가장 기쁠까

우리가 행복하면 누구보다 아이들이 행복하고 기가 살아서 공부도 신나게 할 수 있을 것이고, 당신 어머니도 마음 편하게 지내실 수 있지요, 안 그래요?

우리가 예전처럼 좋았넌 관계로 다시 돌아가 변화할 수 있으면 다른 문제들은 차차 해결하기 쉽게 될 것 같아요, 그렇죠?

(6) 누구를 위하여 나는 이 생각과 행동을 하려고 하는가

확 바꾸어서 혼자 살아볼까 하는 생각도 없지 않았어요, 근데 잘못 선택하게 되면 아이들이 이제 마악 사춘기에 들어가는데, 우리가 이혼하면 아이들이 충격이고 고통 받을 것 같아요. 당신과 내가 정말 이혼 만이 마지막 남은 선택이 아닌데 서로를 위해 가족들을 위해 다시 노력을 해보았으면 해요. 행복한 결혼, 건강한 아이들의 성공이 나 자신에세 가상 소중한 인생의 가치이기 때문이에요.

우리가 정말 사랑하고 행복할 시간도 필요해요. 이제까지 생활 기반을 잡느라고 긴장하고 살았지요 …

* * *

연애편지 쓰던 때를 생각해보면 어떨까?

화평 편지에는 긍정문을 사용할 것이며, 실제의 일을 실현 가능성 있게, 누구에게나 이해와 납득이 가는 일을 쓸 것이며 시간과 경제에 대한

표현을 할 때에도 상식적으로 잴 수 있는 구체적인 설명이 필요하며 성숙한 인간애와 동지애를 나눌 수 있도록 쓰면 좋겠다.

11. 쪽지 최면

우리 아이들 옷을 빨려고 호주머니를 털다 보면 의례히 쪽지 한두 개쯤은 보게 된다. 깨알 같은 글씨의 쪽지 내용에 찡할 때가 있다. 문득 옛날 외할머니께서 군대에 간 막내 삼촌 호주머니에 접고 접어서 넣어주시던 부적이 생각났다. 우리 주변에는 한국의 민속 신앙에서 오는 부적뿐만 아니라 불교, 유태교, 민속신앙에서는 공공연히 다양한 부적이 사용되어 왔다.

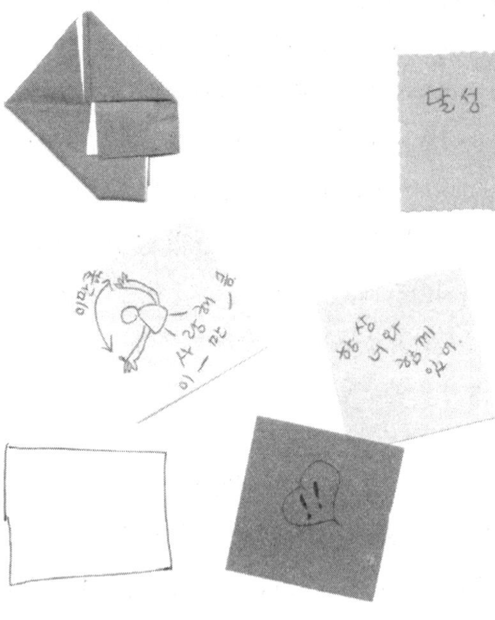

기독교인들은 우상 숭배니 미신이니 펄쩍 뛸지도 모르겠지만, 어떤 신자가 시험을 보러 가는 아들에게 조그만 성경을 호주머니에 넣어 주는 것을 보았고, 친구의 병실에 찾아갈 때 자신이 오래 간직했던 찬송가를 베개 밑에 넣어주는 것을 보았다. 부적은 한국 문화의 일부분으로 우리 생활에 따라 다닌다.

나는 어느 부적보다 어머니의 편지가 강한 힘이 있다고 믿는다. 최면으로 내담자에게 권유했던 〈쪽지 최면〉은 옛날 어머니의 편지와 같았다. 사랑의 부적이고 목숨을 건 희망이며 온전한 신뢰와 간절한 기원이다.

먼저 미국에 온 필자에게 어머니가 보내주셨던 편지들이 지금도 잊혀지지 않는다. 그 편지 뭉치가 지하실에 물이 들어와서 훼손되었지만 그 내용은 어머니가 돌아가신 지금도 어머니 음성처럼 잔잔하게 들리는 것 같다.

가족이나 친구에게 또는 직장 동료에게 쪽지 하나로 생각 방향과 기분의 변화를 줄 수 있다. 어떤 경우에는 인생의 중요한 결정과 순간을 바꾸어줄 때도 있다는 것은 과장이 아니다. 자신이 자기 자신에게 쪽지를 써서 자기 최면과 인생 경영을 하는 것도 좋은 방법이 된다. 여러 가지로 변화시켜 응용하며 시도해보자, 재미있고 효과 있는 놀이이다.

조용한 장소에 예쁜 쪽지와 펜을 미리 준비하여 두고 자리에 앉는다.

1) 어떤 계기 또는 이슈에 대해 마음이 준비되면 바른 자세로 앉아서 호흡을 한다.
2) 마음을 집중하여 이루어지기를 바라는 것이 모아지면 한 단어나 간단한 문장으로 정리한다
3) 정해진 단어나 문장을 외운 후, 눈을 감고 호흡에 들어간다.
4) 가슴 부분에 동그라미 하나를 상상으로 그린다. 그 동그라미 안에 지금 현재 원하는 바, 또는 해결되기를 바라는 문제를 적거나 그림으로 그려 넣는

다. 간절한 마음으로 해결되고 이루어지기를 기원하며 3-5번의 호흡으로 마친다.

5) 다음에 자신의 머리 윗부분으로 마음을 집중한다. 마찬가지로 동그라미를 머리윗 부분에 상상으로 그린다. 바로 전에 갈망했던 일이나 해결되기 원하는 일이 이루어진 상태, 이미 이루어져있는 상황을 단어나 간단한 문장으로 적거나 상상으로 그린다. 때 보이는 것, 들리는 것, 느껴지는 것들을 마음껏 상상하여 느껴주라. 심호흡 3-5번으로 마감하고 눈을 뜬다.

6) 마련하여 둔 쪽지에 단어나 간단한 문장을 적는다. 잘 접어서 자신이 언제든지 읽어볼 수 있는 주머니나 가방 또는 서랍에 넣는다. 다른 이를 위해 쓴 격려와 용서를 구하는 글이라면 그 본인에게 전해주면 되겠다.

반드시 최면이라는 말에 붙잡힐 필요 없이 어떤 편지를 쓸 때에도 잠깐씩 머물러 마음을 이완하고 정리된 마음으로 쓴 글을 주고 받기를 노력하자. 글을 써서 보내는 이의 생각과 감정과 에너지가 그 글 속에 담겨 전해진다. 가까운 친구끼리, 가족들 사이에, 동료들 사이에 간단한 덕담을 쪽지에 담아서 주고 받으면 긍정적인 관계와 화목한 분위기가 자란다. 색상이 고운 종이에 또박또박 쓴 글씨, 쉽게 그려 넣을 수 있는 별 모양 하나! 또는 하트 하나! 해님, 달님 등을 곁들이면 한결 신선한 에너지를 받을 것이다.

가슴에서 우러나온 축원과 한결같은 사랑을 쪽지에 적어 접고 접어 주는 정성이야말로 최고의 부적이리라.

12. 푸하하하

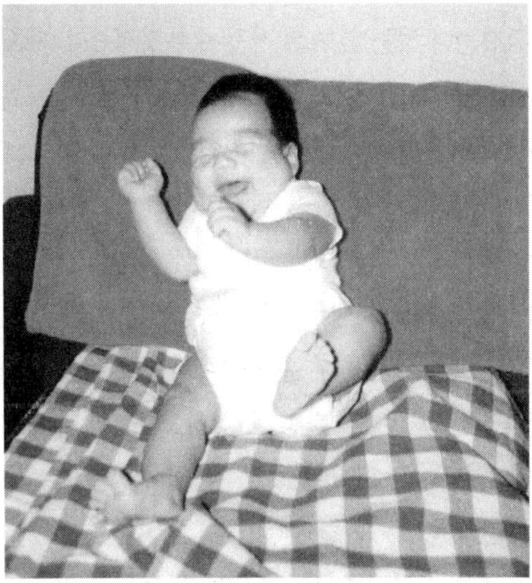

큰아들 정훈

언제 어디서라도 푸하하하를 시작으로 소리 내어 웃어보라.

기분 전환으로는 최고의 최면이다. 이 방법은 동네 어린 아이들에게 잘 통하는 최면이었다. 무언가 퉁퉁 불어있을 때 … "우리 강아지가 왜 … 왜 그래? … 우리 푸하하하? … 우습지? … 푸 하하하 … ?" 하면 그냥 웃기 시작하여 금방 명랑한 아이로 변할 뿐 아니라 조금 전에 있었던 일을 전혀 아랑곳하지도 않는다.

요즘은 손주 녀석이 학교에 가기 시작하니 나하고 놀아줄 아이가 없어졌다. 나는 강아지에게 푸하하하…를 하면서 장난을 걸곤 한다. 홈 오피스에서 고정된 자세로 원고에 매달리다가 기분 전환을 하여 동작 변화를 주니 심신 건강에 유익하다.

13. 손바닥 뒤집기

보통 손바닥을 뒤집는다 하는 표현은 적잖이 부정적으로 써 오던 말이다. 그러나 우리는 이 손바닥을 혁신적인 변화를 위해 긍정적 파워로 쓴다. 아픔이나 절망이나 혼탁한 생각을 손바닥에 부어 뒤집어 쏟아 버리자. 소중한 것만 손에 붙들고 불필요하고 부정적인 것은 손을 뒤집어 경쾌하게 버리자.

1) 우선 손의 안이나 밖 중의 한쪽에 스티커를 붙인다.
2) 스티커가 없는 쪽을 보면서 지금 자신이 두려워하고 있는 일, 불쾌해 하게 느끼고 있는 일, 원망하고 있는 일을 생각하며 진지하게 충분히 그 감정 그대로를 느껴준다. 그 상태보다 더 과장하고 적나라하게 감정을 돋구어 느껴준다.
3) 스티커가 붙혀있는 쪽으로 손을 뒤집는다.
4) 스티커가 붙어 있는 쪽을 보면서, 정 반대의 상황을 상상하고, 상상 속에서 아주 생생하게 생각하고 느껴준다. 아름다운 풍경이나 시야를 더하고, 걸맞은 음악이나 소리를 불러들여 느껴주고, 행복하고 기쁜 느낌, 편안한 느낌을 진하게 느껴준다.
5) 다음 손 바닥을 뒤집는다. 2)번에서 느꼈던 일을 다시 떠올려서 그대로 느껴준다. 충분히 머물렀다고 느껴지면
6) 손 바닥을 경쾌하게 뒤집는다
7) 4)번의 상태에 푸욱 빠져 본다. 마음이 이완되고 좋은 기분과 편안함이 충분히 느껴지면
8) 다시 손을 뒤집는다.
9) 2)번의 상태로 돌아가 느껴지는 만큼과 어울러 진다.
10) 다시 경쾌하게 손 바닥을 뒤집는다

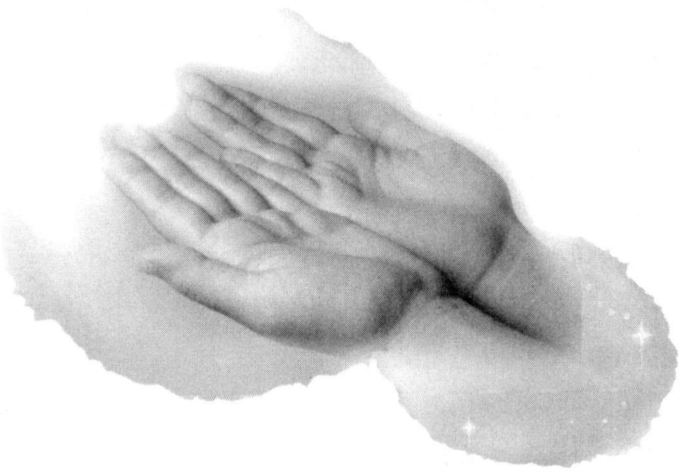

11) 4)번으로 돌아와 경쾌한 콧노래라도 부르며 좋은 기분을 실컷 즐긴다.
12) 충분히 기분이 전환되고 긍정적인 마음, 자신감을 가진 편안함이 느껴지면, 3-5번의 심호흡으로 과정을 마치자.

* 세상 만사 마음 먹기에 달려있다. 손 바닥 뒤집듯이 우리 마음의 화면을 바꾸어 새 에너지를 충전하자

14. 입김으로 글씨 쓰기

어느 겨울이었던가
아픈 마음을 앓으며 창가를 서성이었다.
창가에 다가서서 밖을 내다 보았다.

어느새 유리창에는 나의 입김이 서렸다.
손가락으로 무어라 글씨를 썼다.
한 자 한 자 그리고 또 한 자 …
시야가 흐려졌다. 뜨겁게 느껴지는 눈물이 흘러 내려왔다.
눈을 감고 그리고 손바닥으로 유리창을 빡빡 문질렀다.
눈을 떴을 때
맑은 하늘이 내게 다가왔다.
밖에서 아이들의 뛰어 노는 소리가 들려왔다
가슴이 느슨해지며 따뜻한 실내 온도를 느꼈다.
한참 동안 창가에 머물며
창 밖의 풍경과 기운을 호흡하였다.

때때로 자신에게 찾아오는 외로움이나 그리움, 고뇌, 그런 감정에 젖어 있는 내 모습이 아름다울 때가 있다. 그러나 그 느낌을 허술하게 낭비하지도 말고 집착하여 아픔으로 저장되게 하지도 말자 … 자신의 기분과 감상을 업 그레이드 할 수 있도록 한다.

실제로 발생한 일의 해결이나 감정의 조절을 위해서 이 방법을 응용해보는 것도 효과가 있을 것이다.

자신의 마음 속에서 동요를 느끼는 감정에 집중하여 바라보며 느껴주고 대화한다. 이 때 주변은 조용하고 실내 온도는 적당하였으면 좋겠다.

1) 창 앞에 서서 전신을 이완시킨다.
(이완시키는 과정은 앞에서 여러 번 다루었으므로 참고 하기 바람)
2) 유리창의 가장자리를 시선으로 천천히 둘러본다. 마치 선으로 그림을 그리기 시작하듯이 건너뛰지 말고 나의 시선을 선으로 삼아 이어서 지나간다.

3) 유리창 바깥쪽 즉 벽 쪽으로 시선을 옮겨 빙글 돌려서 주변을 촘촘히 살펴서 바라본다. (벽의 색깔, 창 옆의 벽에 걸린 그림, 천장, 실내 화초, 창틀의 재질과 색깔, 창 주변 배색과 질감에 대한 느낌 등)

4) 유리창 안쪽으로 시선을 옮긴다.

5) 먼저 유리창의 유리면을 유심히 빙글 둘러 보듯이 바라본다.

6) 2-3번 긴 호흡을 한 다음, 시선을 최대한 멀리 던지라. 바깥을 바라보면서 눈에 다가온 것을 순서 없이 그대로를 이름 부르고 느껴준다. (나무, 하늘, 새, 수풀, 놀이터, 아이들 웃는 소리, 자전거 찌르릉 소리, 지나가는 할머니, 분주하게 느껴지는 길가, 모두 추워하는 것 같은 표정 등) 충분히 머물렀다고 생각되면 2-3번 긴 호흡 후에 다음으로 넘어간다.

7) 유리창 유리 면으로 돌아와 긴 호흡으로 들이쉬어 입김을 품는다. 깊이... 더 깊이 … 많이 … 더 많이 … 입김을 품어 유리면을 화면으로 만든다.

8) 2-3번 호흡 후에 자신이 쓰고 싶은 단어 또는 그림을 그린다.

9) 자신이 적은 글씨나 그림을 향해 미소 지어준다.
(이해하고 용납하고 사랑하는 마음으로 호흡하며 느껴준다)

10) 2-3번 긴 호흡 후에 손 바닥으로 문질러 유리면을 말갛게 닦아준다.

11) 유리면과 유리창 밖을 미소 지으며 바라본다. 자유롭고 편안함이 심신을 감싸줄 것이다.

15. 하나, 둘, 셋, 딱!

자유와 기회를 찾아 건너온 이곳 이국 땅에서 내 인생의 절반 이상을 사는 동안 스트레스와 싸워왔다. 이거 아니면 저것, 저 일 다음에는 이 일, 간혹 불신과 모순의 황당한 일들, 사회와 문화 충돌 등 다양한 메뉴의 스트레스로 인생 6학년(?)의 진도를 맞게 되었다.

참 말도 안돼, 이건 정말 말도 안돼 … 이럴 수가 있어? 정말 기막혀...이렇게 어이 없는 일들이 수없이 지나갔다. 누군가 말했다. 이 세상에는 있을 수 없는 일은 하나도 일어나지 않는다고 … 정말 일까? 하고 생각할 겨를 없이 그냥 그렇게 위로 삼기로 하며 살아왔다.

음악 듣기나 실내에 앉아서 하는 명상으로 완전하게 심신 이완이 되지 않고 기분마저 전환되지 않을 땐 밖으로 나간다.

대문을 연다.
이미 나는 나를 열었다.
길에 들어서기 전에 길 건너를 바라본다.
내 옆쪽을 멀리 멀리 바라 본다.
내 다른 쪽 길도 시선을 쭈욱 던져 바라본다.
이윽고
나의 몸은 방향을 정했다.
걷기 시작했다.
여전히 방금 전의 생각이 머리 속에서 문장을 만든다.
내게 말을 건다. 내가 말을 보내고 있다. 누구에겐가
나의 마음 속에서는 지금 한창 토론과 열변이 한창이다.

머리를 흔들고 긴 호흡을 한다.
숨을 들이 쉴 때 눈을 감고
숨을 내쉴 때 눈을 뜬다.

숨을 들이 쉴 때 눈을 뜨고 숨을 내쉴 때 눈을 감는다
내 몸이, 마음이, 나의 뇌리가 이렇게 무겁다.
시야를 멀리 더 멀리 던져 보낸다.
긴 호흡으로 몸 속의 침체된 공기와 에너지를 품어 버린다.
팔을 양쪽으로 들어올려 어깨의 무게를 털어낸다.
몸통을 양쪽으로 흔든다
온몸을 자각하기에 충분한 시간이다

자, 이제 첫발을 딛는다.
하나, 둘, 셋,
엄지 손을 위로 올려 괜찮아! 싸인을 했다
몇 번이고 계속했다.
그래도 뇌리와 마음에서 단어와 말과 감정이 자꾸만 동요한다
나는 내 걸음을 세면서 걸었다.

하나, 둘, 셋, 시끄러!
하나, 둘, 셋, 걷는다
하나, 둘, 셋, 머리
하나, 둘, 셋, 이마
하나, 둘, 셋, 귀

하나, 둘, 셋, 코
하나, 둘, 셋, 입술
… … 이렇게 하여 새끼 발가락까지 내려갔다 … … … …

조금 내 안이 조용해졌다.
하나, 둘, 셋, 귀

하나, 둘, 셋, 코
하나, 둘, 셋, 입술
… …이렇게 하여 새끼 발가락까지 내려갔다… … …

하나, 둘, 셋, 보고 싶다
하나, 둘, 셋, 전화
하나, 둘, 셋, 오해
하나, 둘, 셋, 자존심
하나, 둘, 셋, 세월
하나, 둘, 셋, 영원
하나, 둘, 셋, 사랑… … … …

이렇게 떠오르는 대로 주문을 외우듯 떠올렸다.
소리를 내어 말할 때도 있었다.
지나가던 행인이 빙긋이 미소 지었다.
나도 함빡 웃어 보였다.
하늘을 바라보고 똑같이 함빡 웃어 보였다.

긴 호흡을 하고
내 전신을 향해 호흡을 보냈다
가볍고 편안하다

양팔을 올려 하늘 쪽으로 쭈욱 뻗어 시선을 보냈다.

양 발을 차례로 굴러보았다

나의 존재가 커지고 가벼워진다.

밝아진다.

맑아진다

나는 하늘 향해 자라고 있다.

* 누구나 할 수 있는 단순한 연습이다. 신체의 긴장을 풀고 마음의 여유를 만들 수 있는 동작 명상 / 최면이다.

1) 바깥 온도에 맞는 편안한 옷차림과 신발로 집을 나선다.
2) 집 밖에 나간 후에 대문을 향해 잠깐 멈추어 집 전체를 살펴본다.
3) 길의 상태와 여러 방향을 살펴본다
4) 하늘을 올려다 보며 긴 호흡을 한다
5) 자신이 자신에게 물어본다. 지금 자신 마음과 생각, 감정에 집중하여 무엇이 느껴지며, 어떤 문제를 가지고 있는지 대화해보라
6) 긴 호흡을 계속하면서, 그 내용들을 그림 그리듯이 생각해보고, 누구에겐가 말하듯이 생각해보고, 진지하게 느껴본다. 충분히다고 느껴질 때에 다음으로 넘어가 걷기 시작한다.
7) 하나, 둘, 셋, 이렇게 세고 나서 한 단어 혹은 박자가 맞을 만큼의 짧은 말을 외친다. 걷는데 지장이 없고 오히려 발 걸음마다 감각이 집중되어 명상의 상태를 돕는다. 전체적인 박자는 1,2,3,4가 되는 것이다.
   하나, 둘, 셋, 걷는다
   하나, 둘, 셋, 머리
   하나, 둘, 셋, 이마

하나, 둘, 셋, 귀

하나, 둘, 셋, 코

하나, 둘, 셋, 입술

이렇게 계속하여 발바닥까지 내려간다.

8) 잠깐 멈춰 서서 발을 통통 2-3번 굴러준다. 긴 호흡 2-3번으로 숨을 고른다.

9) 양팔을 올려 어깨의 긴장을 풀고, 몸을 흔들어 준다

10) 이제 떠오르는 단어를 누구에겐가 보내듯이 또는 자신에게 축원하듯이 장단 끝에 붙히며 걷는다.

하나, 둘, 셋, 좋은 날

하나, 둘, 셋, 건강

하나, 둘, 셋, 행복

하나, 둘, 셋, 웃음

하나, 둘, 셋, 공부

하나, 둘, 셋, 생각

하나, 둘, 셋, 사랑 … …

11) 충분히 이완된 신체 감각과 전환된 기분이 느껴지면 멈춰 선다

12) 자신의 머리에서부터 발 끝 쪽으로 하늘에서 빛이 물처럼 자신의 몸으로 흐르는 것을 상상하면서 자연스러운 호흡으로 숨을 고른다.

13) 자신의 가장 편안하고 행복했던 모습을 떠올린다. 다가오는 시간에도 즐겁고 신나는 웃음소리가 들려오는 것을 상상으로 창조한다. 건강한 자신의 몸, 건전한 자신의 생각, 적절한 처신과 성실한 실천을 하는 자신을 자랑스럽게 바라본다.

자신을 향해 넘치도록 사랑의 미소를 보내며 함빡 웃는다.
하늘을 바라보고 똑같이 웃는다.
가볍고 편안하게 긴 호흡을 하고
자신의 전신을 향해 에너지를 보낸다.
행복하다. 편안하다. 부드럽다

양팔을 올려 하늘 쪽으로 쭈욱 뻗어 시선을 보낸다.
양 발을 차례로 굴러본다
발 밑에 느껴지는 땅마저 부드럽게 느껴진다.
나의 존재가 커지고 가벼워진다.
밝아진다. 맑아진다. 심신이 성숙하게 자라난다.

14) 돌아와 집으로 들어가기 전에 집 전체를 한 바퀴 돌아보고 깊게 호흡하며 고마움과 편안함을 느낀다.

16. 눈 사람 최면

친구들끼리 하는 이야기로 흰머리 늘어나는 것에 비례하여 망각하는 내용과 속도가 많아지고 빨라진다. 지난 해에는 어제 했던 일들이 생각나지 않았는데 올해 들어와서는 아침에 했던 일마저 떠오르지 않는다. 아침에 끝냈던 일을 다시 반복하기도 한다.

나는 어렸을 때부터 기억력이 좋다는 칭찬을 받았고 그래서 자부심을 느끼며 자랐다. 그러나 좋은 것만 저장되었으면 얼마나 좋았을까 하는 생각이 들

때가 있다. 가끔 오래 전 이견으로 맞서던 일을 다시 끄집어 내어 말하면 남편은 당황하여 그저 아무 것도 생각이 안 난다고 웃는다. 참 기억과 망각 둘 다 장애 이기도 하고 축복이기도 하다.

잊어버리고 싶어도 잊혀지지 않는 사람이 있었다. 그 사람이 떠오르면 어디에서라도 우울해진다. 40년이 지난 일인데도 그 사람의 말투, 얼굴, 표정, 눈빛, 느낌이 살아난다.

차라리 꼭 만나보고 싶은 어떤 사람이 떠오르면 그 그리움에 가슴이 저려오더라도 행복은 행복이다. 그 기억은 사랑과 고마움과 추억으로 이어지는 에너지의 전율이고 미래에 만나더라도 아름다운 시간의 연장이니 행복하다.

그러나 나는 그 한 사람이 잊혀지지 않아 고통스러웠고 힘이 들었다. 날마다 미워하고 원망한 것은 아니지만 그 사람이 떠오를 때마다 불쾌했다.

어느 겨울날 아침, 그 날도 문뜩 그 생각에 눈살을 찌푸리고 있을 때였다. 창밖을 보니 건너편 집 앞뜰에 눈 사람이 건장하게 서있는 것이 아닌가? 나는 바로 그 눈사람에게 말을 걸었다.

야! 너, 눈 사람! 오늘 아침 너는 그 인간 대신에 나타난 거야. 내가 이런 감정을 느끼고 있는 이 순간에 말이야. 너 좀 나에게서 사라져 줄 수 없니? 정말 지겨웠다. 나의 기억 속에서 오고 가는 네 모습...너무 오랜 세 월 동안....

나는 그날 아침에 그 사람과의 과거에 대한 기억을 다 꺼내어보려고 애썼다. 그리고는 정말 씩씩대기라도 하듯이 감정을 과장하여 일으켰다. 눈 사람을 바라보면서 너는 (　)야. 너는 꼭 그 사람으로 오늘 아침 이 시간에 내 앞에 서 있었잖아. 난 너를 녹여 버릴거야. 없애 버릴 수 있다고! 옛날 그때에는 내가 힘이 없었기 때문에 못했지만 지금은 당당하게 내 기억과 인생에서 너를 사라지게 할 거야!

나는 눈을 감고 긴 호흡으로 내 의식을 집중시켰다. 온 몸의 감각과 마음의 변두리를 느끼면서 깊이..더 깊이...들어갔다. 방금 본 눈 사람을 마음의 중간에 그려두었다. 그리고 그 눈 사람에게 내가 가장 싫어하는 검정에 가까운 진초록을 칠했다. 어느새 눈 사람은 여기 저기 울퉁불퉁 흉물이 된다.

긴 호흡으로 몸과 마음을 이완하고 양 손으로 큼지막한 세숫대야를 들고 두 팔을 내밀었다. 세숫대야 끓는 물에서 김이 올라오고 있었다. 숨을 크게 들이쉬고 곧 눈 사람의 머리 위에 펄펄 끓는 물을 쏟아 부었다. 눈 사람은 빠른 속도로 녹아 내려앉고 있었다. 나는 숨은 내쉬면서 입으로 폭풍 소리를 내며 눈 사람의 흔적을 불어버렸다. 사방은 고요했다. 깨끗해졌다. 나는 눈을 떴다.

(물론 내 눈 앞에는 하얀 눈 사람이 얼굴 한 복판에 당근을 꽂은 채 웃고 서 있었고, 눈 사람 손에 들려 있는 깃발 속에 다른 눈 사람도 웃고 있었다)

그 날 아침, 나의 기억에 나쁜 존재로 남아있던 한 사람을 승천시켰다.

가벼운 마음이 되어 홈오피스에서 일을 했다. 점심을 먹으러 올라와서 창 밖을 내다볼 때였다. 아니 눈 사람이 온데 간데 없는 것이 아닌가? 눈을 의심하며 정말로 눈을 손으로 비벼보기도 했다. 눈을 똑바로 뜨고 다시 봐도 눈 사람은 없었다. 이건 정말 머리가 빙빙 돌기 직전 상태가 되고 말았다. 황급히 겉옷을 걸치고 나가 건너편 집 벨을 눌렀다.

미국인 특유의 반가운 표정과 인사를 시작한 나의 이웃은 나의 온 가족 이름을 출석(?) 부르며 안부를 묻는다. 나는 그녀에게 인사는커녕 나의 다급한 질문부터 쏟아 냈다.

"당신의 정원 바로 이 자리에 눈 사람이 서 있었죠?"

그녀는 "물론 … 그런데?"

"내가 아침에 보았었는데 사라졌길래… 묻는 겁니다"

"아, 그 눈 사람은 비닐에 바람을 불어 넣어 세워둔 정원 장식이었어요. 곧 다가올 발렌타인 데이 준비하려고 정원 관리사가 한 시간 전에 치우고 돌아갔어요"

"휴…우… 난 또 내가 무슨 환시를 보았나 싶어서.... 진상 확인을 하려고…"

"헤이, 쥴리아, 잠깨시지… 좋은 하루 !!!"

이렇게 증명이 되고서야 나의 일상으로 돌아올 수 있었다.

나의 눈 사람도 녹아 사라졌고, 이웃의 눈 사람도 실제로 치워졌다. 나는 더욱 개운한 마음으로 완벽한 창조를 마친 셈이다. … 후 …

* 상상으로 눈 사람을 불러와 새로운 삶을 창조하는 최면

자신의 지나온 인생에서 없어졌으면 하고 생각해온 존재가 있다. 그는 증오의 대상이요, 기억될 때마다 고통과 부정적 에너지를 주는 사람이다. 나에게 실연의 시련을 주었거나 나를 배신한 사람, 도저히 용서하기 힘든 사람이 자꾸만 나타나서 나를 괴롭히고는 한다. 이제 자신의 마음을 강력한 무기로 사용하여 내 기억으로부터 그 사람과 그 일을 지우자.

1) 조용한 실내나 실외에서 멈추어 앉는다. 5-10 번의 깊은 호흡으로 몸과 마음의 긴장을 이완한다.

2) 제거하고 싶은 대상과 기억을 떠올린다. 그 일이 있었던 그 시점으로 돌아가 그대로의 감정과 상황을 생생하게 느껴준다. (그때 날씨, 시간, 조명, 신체의 건강 상태, 주변 사람들, 표정, 감정, 다툼의 내용, 벌어진 일, 모욕감, 폭언, 폭행 등)

3) 눈을 감고 벽을 향하여 앉은 다음 상상의 눈 사람을 불러온다. 자신이 만든 눈 사람을 부분부분 묘사해본다. 눈사람 크기, 모자, 코, 눈, 입, 눈 사람의 주변 … 등 …

4) 긴 호흡을 한 다음, 눈 사람에게 2)번에서 떠올린 대상의 이름을 붙힌다. 눈 사람을 향하여 그 이름을 분명한 어조로 부른다. 지금 자신이 느끼는

감정과 정의를 단호하게 말한다. 그 옛날에 불리했던 입장과 이제까지 억울하게 느꼈던 감정, 그리고 반드시 사죄하도록 요구한다. 충분히 말했다고 생각되면 다음으로 넘어간다.

5) 이제까지 기억 속에서 괴물처럼 살고 있던 그 대상은 눈 사람으로 서 있다. 이제 그 눈 사람을 사라지게 할 차례이다. 눈 사람을 어떻게 할까? 불로 녹이거나 부셔버리거나 뜨거운 물을 쏟아 없어지게 할 수 있겠다. 어떤 방법이든 선택한다.

6) 깊은 호흡, 숨을 들이 쉬면서, 자신 안의 열정을 확인한다. 이제 이 대상을 없애겠다....숨을 내쉬면서 불을 뿜거나, 뜨거운 물을 쏟거나 팔이나 막대로 눈 사람을 때려서 부순다. 눈 사람이 완전히 부서졌거나 소멸 되었다고 느낀다.

7) 자신의 몸의 감각과 마음의 중심으로 돌아와 3-5번의 깊은 호흡으로 숨을 고른다.

8) 2) 그 일이 있기 전의 자신의 순수한 모습과 기분, 상태를 생각하여 떠올린다. 자유롭고 편안했던 자신을 느껴준다. 그 전의 자신 얼굴, 기분, 상태, 느낌, 목소리, 집안 분위기, 친구들과의 생활, 사회 생활 등

9) 그 대상이 기억에서 사라진 오늘 이후 자신이 동경하는 생활을 구체적으로 생각하여 떠올린다. 색상이 고운 그림이나 영화를 느끼면서 상상한다.

(명랑하게 풍요롭게 자유롭게 사는 모습을 떠올린다. 소리 내어 웃는 자신의 모습도 있다. 주변의 친구들이 축하하는 모습과 그 말들도 떠올린다. 자신의 행복한 느낌 만족한 감정을 느껴본다. 지금 현재 자신의 얼굴 근육을 이완하는 것도 잊지 말자)

10) 3-5번의 긴 호흡을 마치고 눈을 뜬다.

11) 몸과 마음이 이완되고 편안하고 마음이 가볍고 행복하다.

17. 스카프와 넥타이

아침 출근 시간에 남편은 어떤 넥타이 하나를 열심히 찾고 있다. 그 넥타이가 어디 있느냐고 묻는다...나는 언젠가 어떠한 행사 있을 때, 컨퍼런스 가셨을 때 쓰시지 않았느냐고 대답한다... 시간이 지나자 결국 찾아 내었다. 많은 넥타이 중 유독 그 넥타이를 찾아 매곤 하는 남편에게는 나름대로 이유가 있다. 그 넥타이를 매고 가면 꼭 아내인 나와 함께 그 자리에 서 있는 것 같아 힘이 난다는 것이다. 그 말을 들을 때마다 나는 행복하다. 내가 그에게 힘이 되고 그의 기분을 업그레이드 시킬 수 있는 에너지를 보탤 수 있다는 느낌, 이것이 살아있는 기쁨이고 고마움이다!

내 스카프 마다 추억이 담겨있고 남편의 덕담이 묻어 있다. 망각이 심해져가며 살고 있는 지금에도 가슴 찡한 기억은 여전히 마음과 영혼에 전율한다.

배우자와 가족들에게 주는 선물은 어느 것보다 소중한 가치를 지니고 세월이 갈수록 그 진가를 더해 간다. 우리가 사랑하는 사람들에게 진한 사랑과 깊은 정이 담긴 메시지로 스카프나 넥타이를 선물해 보자.

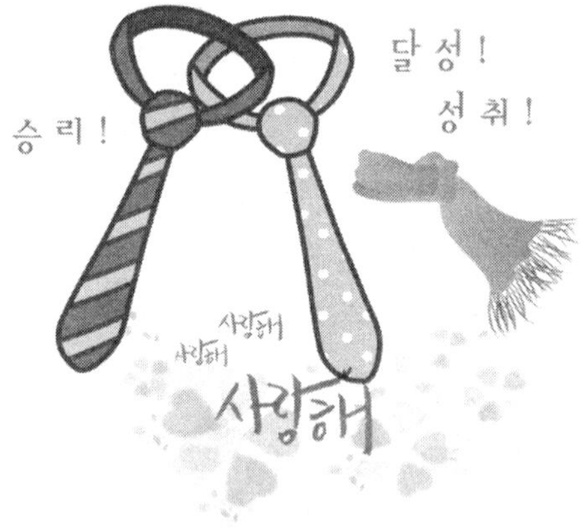

이 최면을 위해서 일부러 쇼핑을 할 필요까지야 없겠으나 마음에 두었다가 적합한 것을 골라 준비해두면 특별한 계기에 유효하게 사용할 수 있다.

일상 생활에서 사람들을 만나면 옷이나 가방보다 넥타이나 스카프에 눈길이 쉽게 간다. 경제적으로 큰 부담 없이 주고 받을 수 있는 선물이다. 선물을 주는 사람과 받는 사람이 새로운 느낌을 받도록 하기 위해 몇 가지 생각해 본다.

1. 색상 … 시각적 효과

1) 컬러 테라피에 대한 책을 섭렵할 필요까지는 없으나 색깔마다 상징되는 메시지가 있음을 고려할 필요가 있다.
2) 무엇보다 받을 사람이 좋아하는 색상, 잘 어울리는 톤을 선택한다. 특히 질색할 정도로 싫어하는 색상은 물론 피할 일이다.
3) 특정 행사가 정해졌다면, 행사에서 주로 쓰기로 예정된 색상과의 관계, 함께 참석하게 될 사람들이 성향과 분위기를 고려한다.
4) 자연에 있는 생명력 있는 색상이 긍성 최면 효과를 높인다.
5) 이미 우리가 살고 있는 사회 안에서 공공연하게 사용 되어오던 색상에 유의할 것도 미리 생각해둔다.

   초록색, 파란색, 빨간색이 주로 쓰이는 용도가 있고 노란색, 주황색처럼 위험 신호나 주의 표시로 쓰고 있을 경우에 부정적 느낌을 줄 수 있다.

   색에 따라 다른 의미와 상징, 특징, 문화와 민족마다 다른 색상 신호등에 대한 저서들이 이미 많이 나와 있으므로 참고로 한다.
6) 사람마다 자신에게 행운의 색이라고 믿고 있는 색상이 있다.

2. 그림 / 디자인 … 후각, 청각적 효과

1) 자연에서 응용한 그림 중 꽃이나 새나 동물, 또는 구름, 나무, 하늘 등이 바탕과 주제가 될 경우 받는 이의 선호도를 배려하는 것이 당연하다.
2) 동양에서는 보통 자신이 태어난 해 즉 띠와 같은 동물 그림에서 친근감을 느끼고, 꽃에 대한 선택은 대개 꽃말과 꽃의 색상에 민감한 반응을 보인다.
3) 꽃 그림이라면 그 꽃의 향기와 색상을 함께 상상하여 느끼겠고, 동물의 디자인이라면 그 움직임과 소리와 모습을 마음에 그려볼 것이다.

3. 분위기 / 트렌드 … 느낌, 추억, 감정

1) 옛날 지나간 디자인을 선택하여 행복했던 추억을 떠올리게 하는 것도 효과적이다
2) 따뜻함, 신선함, 강렬함, 특수함, 이상함 등 각각 다른 자극을 느낄 수 있으면 인상에 강하게 남고 의미 부여가 수월하다.
3) 선물과 동봉하는 카드와 편지로 메시지의 가장 중요한 부분을 마무리 한다. 선물 상자 역시 오래 보관할 수 있는 것으로 하고, 정성스럽게 쓴 카드에 진술한 메시지를 간결하게 적는다.(이내용이야말로 최면 효과를 가져온다)

4. 넥타이나 스카프의 사용 권유

1) 좋은 모임에 갈 기회가 왔을 때, 처음 착용시 첫 인상을 행복하고 편안하고 만족스러운 느낌으로 남긴다.
2) 자신의 사랑과 격려를 강조하고 싶을 때, 긍정적인 말과 사랑을 담은 말을 넥타이의 스카프에다가 붙여준다.

3) 배우자와 아이들이 새로운 일, 특별한 이슈로 외출이나 행사장에 나갈 때, 응원과 행운의 덕담을 해주며 착용을 권한다.

4) 이야기를 할 때 약간 어조를 올리고 기분을 업그레이드해서 명쾌하게 말한다.

예) –이 스카프가 우리 딸에게 참 잘 어울리더라. 이 스카프를 하고 나가면 기분이 좋지? 담대한 우리 딸 모습에 잘 어울려 … 모두들 좋아해. 지난번 … 아빠도 이 스카프를 엄마랑 함께 사면서 아주 맘에 쏙 들어 하셨어 … 이 파란 로얄 블루 에너지! 엔조이...하세요! 행운과 성취의 로얄 블루 …

– 아들 … 좋은 아침 … 출근 하니? … 오 … 그 넥타이 참 잘 어울리네…색상 좋고!! 스타일 짱이네…기운이 펑펑!!! 좋은 에너지가 펑펑…잘 다녀와…

–당신, 오늘 넥타이 … 셔츠와 아주 잘 맞아요!…직원들 눈이 당신 한테로 다 달려오겠다 … 최고 멋쟁이...안과 밖에 넘치는 멋 … 신나는 하루가 이렇게 시작하네요 … 그렇죠?

–난 이 스카프를 매고 나갈 거야. 이 스카프는 언제나 나를 편안하게 느끼게 해. 이 노란 색상 … 기분 좋게… 나를 약간 들뜨게 해주기도 해… 오래 전에 페루에 갔을 때 산 건데 그 높은 산봉우리를 바라보고 있는 꽃과 같아 … 피리 불던 아이들과 악사부부도 떠오르고 … 아주 좋아 … 사무실에 앉아 있어도 가끔 그 광경과 소리와 바람의 느낌이 생각나 … 상쾌한 기분 … 편안한 자세로 일에 즐거움을 더해.

– 이 넥타이…첫 출근 축하 선물!!! 아들아. 새 직장의 첫날, 엄마의 조그만 선물이야. 너의 가슴 가까이 엄마의 숨소리와 손길이 있어. 솔직한 힘과 정직한 평화가 너의 지혜를 빛나게 한다.

행복한 느낌 만족하는 마음 … 와우 … 성공 … 성공이야!

VII. 엄마의 최면

모든 병에는 예방이 중요하지만 우리는 언제나 병이 발생한 연 후에야 예방의 중요성을 느끼게 된다. 병의 치료와 회복이 끝난 후에 오는 후유증은 어떠한가? 병이 어지간히 나았다 싶으면 그만 소홀해지기 쉬워 병이 오히려 더 깊어지거나 다른 합병증을 가져오고는 한다. 병을 앓으며 고생하고 치료를 하는 동안 힘들기도 하고 잃어버리는 것도 있지만 얻고 깨닫는 것도 있다. 그래서 병을 앓고 치유되는 과정이 삶의 전환점이 되기도 하고 새로운 힘과 지혜를 갖는 계기가 되기도 한다.

예방이 필요한 만큼 회복 후 관리도 중요하다.

회복 직후가 예방을 위한 조치를 시작하는 기점이라고 인식하자. 병을 앓는 중에 자신을 알게 되고 사물과 삶에 대한 사고를 깊이 하게 되고 서서히 한 인간으로 성숙해간다. 병후 관리를 잘 해나가는 동안 자신의 병과 자신의 주변에 대한 견해가 증폭되어 자신과 가까워지고, 삶의 질을 향상시키는 계기가 되며 감사와 기쁨도 증가된다.

걸음마를 배우는 아기를 위해서 부모는 그 손을 잡아주고 안전하게 걷도록 도와주어야 하지만, 얼마쯤 자란 아이가 스스로 자신감을 가지고 즐겁게 걸을 수 있게 해주기 위해서는 부모가 그 손을 놓아주어야 한다. 아이가 넘어져서 부모 손을 붙들기를 청해도 한참 동안은 부모는 바라보아 주고만 있어야 할 것이다. 마치 병후관리처럼 스스로 자신을 알고 느끼고 경영하는 능력이 필요하기 때문에 평소에 간접 최면과 긍정 유도를 하여 키워온 아이들이 그들 스스로 자신을 점검하고 개선하고 재충전할 수 있는 시간을 주는 것이다. 부모가 긍정적 최면으로 양육한 아이들 눈에는 생기가 있고 언행이 긍정적이고 힘이 있다. 그들은 마음을 열고 활동한다.

양육하는 부모와 아이 사이에는 튼튼한 Rapport가 형성되고 또 그 이상의 진한 사랑과 신뢰가 생긴다. 아침 식사를 준비해주고 학교에 함께 가주고, 돌아오는 길에서 기다려주는 엄마의 정성과 배려가 엄마를 향한 아이의 마음을 채우며 눈길과 표정과 공감으로 아이에게 절대적 현존이 되었다.

앞 장에서 응용할만한 여러 가지 최면을 소개했다.

이제 엄마는 단순한 일상의 말로도 어느 때보다 분명한 커뮤니케이션을 아이에게 할 수 있게 되었고 아이도 엄마의 뜻을 잘 공감하고 받아들일 수 있게 되었다. 엄마는 최면을 통하여 아이의 잘못된 말하기, 비뚤어진 버릇, 내면의 갈등과 두려움, 우울함, 설망감, 분노, 걱정, 게으름 등을 고쳐 줄 수 있게 되었다. 옛말에 〈세 살 버릇 여든 간다〉는 말에 아무도 이의를 제의할 사람은 없지만, 이제 좋은 〈세 살 버릇이 여든까지 가도록〉 엄마들이 도와줄 수 있게 되었다.

앞장에서 연습한 대화와 최면 예문을 자신에게 적합하도록 연구한 다음, 자신과 아이의 특별한 감성과 성격에 따라 알맞게 사용하도록 한다. 시도를 계속하다가 만족할만한 때가 오면, 아이가 스스로 걸어갈 준비를 해준다.

걷다가 몸의 균형을 잃어 넘어질 뻔하거나 불안을 느끼거나 주변 환경에서 소란함을 견디지 못해서 걸음을 중단 하거나 또는 돌에 걸려 넘어지거나, 걷고 싶은 의욕을 잃어버리거나 등이 발생했을 때에 이제까지 손을 잡아주던 엄마를 찾을 것이다. 이 때 힘이 되어줄 지팡이를 마련해주면 속히 극복할 수 있을 것이므로, 그 역할이 될 〈회복 후 관리〉 최면을 소개한다.

자신이 개선하고 변환시켰던 습관이 재발생 되었을 때, 일에 실패했을 때, 절망감 · 우울감을 느낄 때, 갈등으로 인해 불면증 식욕 감퇴 의욕 상실 등이 느껴질 때, 사회생활에 어려움을 느낄 때, 강간 등 절박한 사건을 당했을 때도 최면을 통해 그 역경을 벗어나 최상의 컨디션을 되찾을 수 있을 것이다.

1. 매일 명상

– 잠들기 전 침대에 눕는다

– 머리에서부터 발끝까지 천천히 꼼꼼히 자신의 감각을 집중하며 내려간다. 마치 시선이 따라가는 것처럼 선을 그면서 세포 하나하나의 긴장을 푸는 것을 생생하게 감각한다.

– 실제로 긴장이 풀리는 것을 느끼게 된다.

– 발 끝에 당도했을 때, 10개의 발가락을 동시에 따로따로 꼼지락꼼지락 하는 식으로 움직여서 온몸의 긴장이 이완되었음을 확인한다. (깊은 바닷 속에 해초들이 물결을 만들며 움직이는 것을 상상하며 따라해보면 어떨까?)

– 앞 장의 III중에 5번째에 소개된 명상 최면을 그대로 진행하거나 응용하면 좋겠다.

2. 에너지 창조와 호전 상태 지속

– 출근 하기 전, 등교 하기 전, 새로운 일이나 미팅에 참석하기 전, 습관을 고치려고 노력 중이거나 주변 사람과 관계 개선이 필요할 때, 담배 끊기와 술 줄이기, 체중 조절 등을 시도할 때, 우울, 불안, 갈등으로 고통을 느낄 때, 아주 짧은 시간에 간단하고 쉽게 수시로 할 수 있는 최면이다.

–앞 장에서 예문으로 제시한 〈손바닥 뒤집기, 입김으로 글씨 쓰기, 하나 둘 셋 딱!,눈사람, 스카프와 넥타이〉에 소개된 최면을 응용하여 지속하기를 권한다.

3. 최면 후 관리를 위한 신호 만들기

(기억상실, 만성 우울, 만성 통증을 해소하기 위한 일상 최면)

– 자신이 문제라고 생각하는 것, 불쾌하고 고통스런 마음 속의 기억, 늘 외롭고 나약한 기분, 신체 특정 부분의 만성적 통증 등이 있다면 그것을 선택한다.

– 앞장에서 소개한 다양한 최면 방법을 진행해왔다면 그런 것들이 해소되는 느낌을 가졌을 것이다. 그러나 환경이나 개인의 생활 변화 등 때문에 시간이 지나면 문제가 재발될 수 있으니 〈후 관리〉를 준비해둔다.

– 좋아졌던 상태가 갑자기 또는 서서히 다시 나쁜 상태로 돌아갈 때, 이 때는 다시 재 개선과 재충전이 필요한 시기라고 보면 정확하다.

– 조용한 장소를 찾아 편안한 자세로 앉는다. 주변을 서서히 돌아본다. 위

를 올려다 보고, 옆으로 고개를 돌려서 쭉 돌아본다. 사물마다 잠깐씩 시선을 멈추고 호흡을 천천히 해나가는 것도 긴장 이완에 도움이 된다.

– 눈을 감고 자신의 호흡에만 집중한다.

– 자신의 몸, 머리 꼭대기에 감각을 집중하여 2-3번 호흡을 한다.

– 머리에서 몸 아래쪽으로 감각을 내려오게 한다. 마음 속으로 시선을 느끼며 선을 그어내리듯이 몸의 바깥쪽으로 감각을 느끼면서 내려온다.

– 자신의 마음 속에서 상상하면서 시선을 옮겨갈 때, 시선이 특정 부위를 지나면 그곳의 긴장을 즉시 이완시킨다. 머리 꼭대기….양 옆 머리…왼쪽 귀...오른 쪽 귀…왼쪽 눈...오른쪽 눈...코….이런 방법으로 발 끝까지 간 후에 10개의 발가락을 동시에 꼼지락꼼지락거리며 움직여줌로써 온 몸의 이완을 느낀다.

– 다시 감각을 집중시켜 마음 속의 시선을 머리위로 올리고...호흡을 천천히 그리고 깊게 2-3번 한다.

– 이번에는 물을 천천히 내려 붓듯이 점점 내려가면서 몸을 근육을 이완시킨다. 물이 몸의 특정 부위를 지나갈 때에 그 부위에서 따뜻하고 부드럽고 편안함을 생생하게 느끼도록 한다.

– 발끝에 도달했을 때 10개의 발가락을 여러 번 반복해서 움직여 준다. (깊은 바닷 속에 해초들이 물결을 만들며 움직이는 것을 상상하며 따라해 보면 어떨까?)

– 깊은 호흡을 하면서 자신의 몸 전체를 정성스럽게 느껴준 후, 지금 자신이 어렵게 느끼는 문제를 생각하고 그 문제를 느껴보기 시작한다. 아래 내용에서 자신의 문제를 느낄 때 시각적인 것, 청각적인 것, 감각, 감정, 후각, 미각까지 여러 감각을 다 사용한 것을 발견할 수 있다.

예1) 나는 지금 어깨의 극심한 통증으로 고생한다. 어깨가 아프다. 뜨겁게 느껴진다. 콕콕 찌른다. 양 옆으로 땡기기도 한다. 무겁다. 어둡다. 전기가 흐르는 것 같다.

예2) 울고 싶다. 금방이라도 눈물이 흐를 것이다. 외롭다. 억울하다. 가슴속이 차갑다. 숨을 쉴때마다 무겁고 어두컴컴하게 느낀다. 주저 앉을 만큼 기운이 없다. 눈을 감은 채 잠들어버리고 싶다. 내가 울던 때 그 울음 소리만 자꾸 떠오른다

예3) 형편없는 점수 정말 으악-이다. 나는 바보인가 멍청한 것인가? 엄마가 소리지르던 말이 하나하나 또렷하게 생각난다. 자신이 없다. 귀찮다. 두렵다. 학년말 성적표를 생각하니 몸까지 떨린다

예4) ( )와 싸웠던 일을 생각한다. 정말 보기 싫은 아이다. 말하는 소리까지 싫다. 웃음 소리, 걸음 걸을 때 신발 끄집는 것, 냄새 나는 머리, 밥맛 없는 아이, 때려주고 싶다, 여러 사람 앞에서 망신을 주고 싶다.

* 위의 예문에서 본 문제들을 몇 가지 다른 방법으로 해결해보기로 한다.

– 일반적으로 위의 4가지 경우를 긴장 이완 최면으로 완화 또는 해소할 수 있다. 이 책의 III장에서 5번째로 소개한 명상 최면을 그대로 진행하거나 응용하면 좋겠다.

하면 바꾸기, 손바닥 뒤집기, 입김으로 글씨 쓰기, 하나 둘 셋 딱!, 눈 사람 최면을 사용하면 좋겠다.

– 이 때 기억해 둘 것은, 그 사건 / 일이 있었을 때 최악의 나쁜 상황 또는 최상의 좋은 상황이었을 때를 오감을 사용하여 (영화의 장면을 재상영하듯) 생생하게 기억해두어야 최면시에 효과적으로 쓸 수 있다. 위의 예문이 최악의 나쁜 상황이었다면, 아래의 상황은 자신에게 그런 문제가 없었을 때, 혹은 그 문제가 다 사라지고 치유되었을 때의 상황을 현재화하여 영화 화면처럼 만들어야 한다. 아래 내용을 위의 예문과 비교하며 느껴본

후에 위의 〈손바닥 뒤집기, 입김으로 글씨 쓰기, 하나 둘 셋 딱!, 눈 사람, 화면 바꾸기 〉등의 실제 최면 연습때에 참고하도록 한다.

예11) 나는 지금 어깨가 아주 편안해. 아무 것도 없이 그냥 어깨가 가벼워. 부드럽게 느껴져. 음악 소리에 맞추어 손을 올리고 춤을 춘다. 양 옆으로 휘둘러서 스트레칭도 한다. 내가 좋아하는 일은 무엇이든지 할 수 있어. 힘이 솟아 오르는 것 같다.

예22) 무척 기분이 좋다. 내가 깔깔 대고 웃고 서있다. 주변 사람들도 모두 행복한 모습이다. 행복하다. 고맙다. 가슴속까지 따뜻하다. 숨을 쉴때마다 상쾌한 기운을 느낀다. 밝고 맑은 하늘이 온통 내 안으로 가까와 온다. 높은 하늘로 펄쩍 뛰어오르고 싶다. 이대로 잠들면 구름 위에서 잠드는 기분이겠다. 내가 소리 내어 웃던 소리가 메아리 친다. 아…행복해, 편안해, 아...좋다. 정말 좋다...

예33) 와우….대단한 점수, 정말 신난다. 난 굉장한 사람이야. 실력자야. 엄마가 손뼉치며 칭찬하시던 말이 들린다. 아 자신이 있어, 재밌다. 학년말 성적표를 생각하니 설렌다. 아 정말 잘했어, 이거야.

예44) (　)는 재미있어. 말 좋은 아이다. 하는 음성이 참 좋다. 음 소리, 걸음도 괜찮아. 누구나 다른 스타일로 걷잖아. 함께 다니면 서로 도움이 되고, 보살펴주게 돼. 여러 사람 들이 우리의 우정을 칭찬하네. 나는 참 너그럽고 생각이 깊은 사람이야. 그래 난 마음이 편하고 따뜻해. 조화를 만들어 내는 나, 훌륭해

–자신의 문제인 예1)과 해결의 예11)에서 각각 반대되는 그 상황과 느낌을 생생하게 느낀다. 바꿀 때에 확실하게 실제로 현재시제로 바꾸는 것을 명심하여야 한다.

– 예11)로 바꾸고, 1-10 사이의 깊은 호흡에 정신을 집중하며 완전하게 해

결 되고 해소됨을 생생하게 느끼고 확신한다. 이때 자신의 신체와 마음에 느껴지는 그 상태를 몸과 마음에 기록하거나 영화를 찍는 것처럼 기억시켜둔다.

– 일상 생활을 하면서 비슷하게 어려운 문제가 대두될 때, 즉시 예11)에서 느낀 지금 순간 의 그 느낌과 기억을 〈신호〉로 불러내어 자신의 몸과 마음에 생생하게 느껴지게 해주며 잠깐 최면 상태에 들어가도록 한다.
– 예1)의 상태가 찾아올 때, 예11)로 전환 할 수 있는 강력한 신호로 쓸 수 있는 자료가 있는데, 그것은 〈음악 소리에 맞추어 손을 올리고 춤을 춘다〉이다
– 신나는 음악이나 춤추는 그림을 자기 방이나 사무실에 두고 보며, 예1)의 상태가 올 때는 언제 어디서든지 그 신호인 〈음악 소리에 맞추어 손을 올리고 춤을 춘다〉를 불러 예11)의 과정으로 순간적인 최면을 할 수 있다. 앞에서 여러 번 연습한 〈손바닥 뒤집기, 입김으로 글씨 쓰기, 하나 둘 셋 딱!, 눈 사람, 화면 바꾸기〉 의 기본이 되는 방법이기도 하다.
– 최면을 마치면 항상 기분이 가볍고 부드럽고 편안한 상태가 된다. 최면에서 나올 때 이점을 항상 상기하기 바란다. 아이에게 최면을 시행할 때는 자연스럽게 이야기 하도록 한다. 〈이제 기분이 참 좋지? 몸도 가볍고, 그렇지? 편안하지? 신나게 뛸 수 있는 컨디션, 그렇지?〉 등으로 항상 아이의 기분과 에너지를 상승시키는 것으로 최면을 마치도록 한다.
– 다음에서 신호 만들어 두기를 좀 더 연습하기로 한다.

공공 사회에서는 교통 신호, 도시 이름, 종교 신호(십자가, 절 표시), 언어, 위험물 표시 등 신호의 의미가 모두에게 똑같이 전달되지만, 최면 시에는 개개인 마다 다른 신호가 다른 의미로 창조된다. 자신에게 가장 강하게 느껴지고 메시지가 확실하게 전달 될 수 있는 신호를 발견하여

선택하면 된다.

예11)의 경우라면, 어깨에 통증을 느껴 괴로워지려 할 때, 긴장 이완 최면으로 들어간 다음, 〈음악 소리에 맞추어 손을 올리고 신나게 춤을 춘다〉를 영화의 한 장면으로 기억한다. 어깨의 통증이 시작될 때, 〈신호〉를 즉시 떠올리며 그 음악과 춤 추는 모습에 머물도록 한다. (여기에 나타난 시각, 청각, 감정을 통한 최면의 진행을 알 수 있다).

만성 통증을 가진 사람은 최면으로 진통제를 대신하는 효과를 볼 수도 있다. 통증이 완화되는 것을 본인 자신이 역력하게 느낄 수 있다.

예22) 경우에서, 외로움이 주로 느껴지면, 언젠가 가족들과 화기애애하게 이야기하면서 폭소를 터뜨리며 함께 지내던 사진이나 가족 행사 때 찍은 사진이나 비디오의 한 장면을 〈신호〉로 만들 수 있다. 두려움이나 갈등이 고통스럽게 느껴지면, 자신이 신비한 옷을 입고 구름 위에 편하게 누워 미미한 바람 소리를 들으며 행복해, 편안해를 반복하는 장면을 〈신호〉로 택해도 좋겠다.

예33) 의 신호는 자기가 무슨 상을 받는 시상식 때 찍었던 사진이나, 영화 중 어느 배우가 상을 받고는 감격하고 환호를 받는 장면을 〈신호〉로 만들어 쓸 수 있다. 사진 속에서 상을 받는 이를 향해 주변 사람들이 축하하는 말, 웃음, 꽃다발의 향기, 그리고 축하파티에서의 맛있는 음식 등을 상상으로 만끽 하기 바란다.

예44)에서는 그 친구와 다정했을 때 찍었던 사진이나 다른 친구들과 다정한 포즈로 찍어둔 감동 어린 추억의 사진을 쓸 수 있고, 마찬가지로 아름다운 우정을 주제로 한 영화의 스토리와 배우를 〈신호〉로 만들 수 있다. 이때 생생하게 느끼고 실제로 느끼는 것이 효과를 낼 수 있다는 것을 다시 강조한다.

이처럼 우리 마음 안에는 양 극단의 감정들의 공존이 가능하여 우리 마음은 우리의 삶을 여러 방향으로 경험할 수 있도록 창조되어 있다. 어떤 것을 느끼고 받아들이고 간직하는 것은 전적으로 각자의 몫이다. 그것은 이 세상에 존재하는 인간의 축복이기도 하다.

가족들이 함께 살아오면서 한 밥상에서 같은 음식을 먹고, 같은 여건에 맞는 옷을 입고, 같은 것을 누리고 사는데도 어떤 자식은 불만이 많고 어떤 자식은 매우 만족해 한다. 부모 중 한 사람은 늘 부족한 것에 대해 짜증을 내고 다른 한 사람은 항상 잘 되어가리라는 가능성을 생각하며 웃어준다.

독자들이 어디까지 공감하게 될지 모르겠지만, 자신이 창조하지 않은 일은 거의 일어나지 않으며, 있을 수 없는 일은 발생하지 않고, 모든 문제는 꼭 해결될 수 있다. 그 힘과 지혜는 각자의 정신에서 시작되고, 의식, 잠재의식, 무의식을 총동원하여 집중한다면 자신은 늘 자신의 인생과 감정을 창조하고 삶을 여유롭게 영위할 수 있다. 눈에 보이고 들리고 느껴지는 것을 언제나 의식하자. 무심코 스쳐지나가는 것이 있어서는 안 된다. 사물과 일상을 대할 때마다 그것을 충분히 진지하게 느끼는 3초, 가장 순수한 순간을 가지기를 간절히 권한다.

이런 사소한 변화와 좋은 연습이 독자들의 신체와 정신을 편안하고 행복하게 해줄 것이다.

오늘 이 순간,
나를 보고 나를 느낀다.
신호를 보내어 최상의 나를 부른다.
나는 나에게 최고의 사랑이다.

김 병 석

- 정신과 전문의 정신분석학자
- 서울의대 졸업, 카렌호나이 정신분석학교 졸업
- 미국정신과 전문의, 정신분석 학자
- 코니아일랜드 병원 정신과 부과장
- 뉴욕주립대 임상교수 및 카렌호나이 정신분석학교 강사 역임
- 세인트 조지 의과대학 임상교수
- 대한최면치료학회 설립 초대회장 역임
- 뉴욕국악동호회 초대회장 역임
- 한국국악협회 미동부시회 초대이사장 역임
- 한미문화연구원 창립 초대회장
- 한인회 제정 제1회 장한 한국인상 수상
- 등단 수필가, 한국일보 고정칼럼니스트

〈저서〉

- 울고싶다 죽고싶다 그래도 살고싶다
- 조기유학 잘못가면 내아이 폐인된다
- 미국생활의 정신건강
- The Road to American Dreams

〈개인진료 사무실〉 141-30 33 Avenue Flushing New York 11354
917-696-7109 (예약전화번호)

- 진료내용 : 일반정신과, 정신분석, 정신치료, 최면치료, 결혼치료, 가족치료, 자녀문제치료, 알콜중독치료, 취중운전, 법정문제, 정신과 상담.

임 경 자

- 상담 심리학, 공인 라이프 코우치, 공인 최면치료, 공인 NLP,
- 등단 시인, 수필가
- 현 IM 갤러리 원장, 한미문화연구원 사무총장, 한국일보 컬럼니스트
- 뉴욕 아시안 훼스티발 창립멤버, 퀸즈 티에러
- 뉴저지 32회 민속 훼스티발, 럿커스 주립대학, 프로그램 기획담당
- 조선일보 고정 컬럼니스트, 화요일 명사컬럼, 1997-1998
- 라디오 코리아, 행복만들기 컬럼니스트, 1997-1998

〈저서〉

- 깨어나는 산, 단팥빵 속에 남겨둔 행복, (공저) 어머니와 비둘기

〈개인진료 사무실〉

- 141-30 33 Avenue Flushing New York 11354 / 718-238-7077
- 233 Raritan Ave. Highland Park, NJ 08904 / 732-246-7066

- 상담내용 : 자신이 원하는 라이프 창조, 자신의 진정한 목표 발견과 성공 달성, 자신감과 능력 창조, 두려운 공포 제거, 스트레스 조절, 담배 끊기, 체중조절, 마음 고통과 신체 통증 조절, 자녀 양육을 위한 엄마의 최면 교육, 발표력과 인간 관계 개선, 스포츠 예술 코우치, 자기 향상 최면 지도, 말기 환자와 가족들의 죽음에 대한 준비와 호스피스 상담

최면으로 창조하는 삶

초판인쇄일 : 2011년 8월 20일
초판발행일 : 2011년 8월 30일
저 자 : 김병석 · 임경자
펴 낸 이 : 오무근
펴 낸 곳 : 도서출판 하나의학사
주 소 : 서울시 종로구 홍파동 13-4 한솔빌딩 1층
Tel (02) 730-2555, 2556
Fax (02) 730-2557
E-mail: hanampc@yahoo.co.kr
출 판 등 록 : 제300-2011-21호(1988.4.1)

ISBN 978-89-92141-73-4 03180
정가 16,000원